DE LA BILE

A L'ÉTAT PATHOLOGIQUE

(ÉTUDE PHYSIQUE, MICROGRAPHIQUE ET BACTÉRIOLOGIQUE)

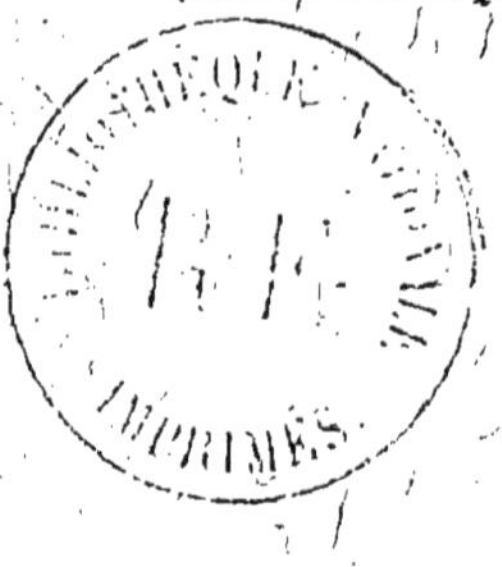

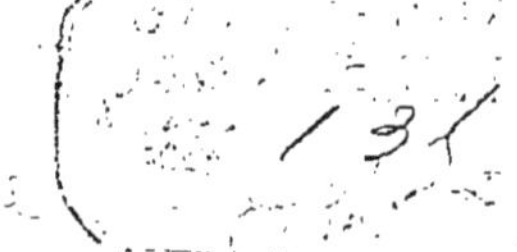

PAR

Le Dr Auguste LÉTIENNE

Ancien interne des hôpitaux et de la Maternité
Membre de la Société anatomique

PARIS

G. STEINHEIL, ÉDITEUR

2, RUE CASIMIR-DELAVIGNE, 2

1891

DE LA BILE

A L'ÉTAT PATHOLOGIQUE

(ÉTUDE PHYSIQUE, MICROGRAPHIQUE ET BACTÉRIOLOGIQUE)

IMPRIMERIE LEMALE ET Cie, HAVRE

DE LA BILE

A L'ÉTAT PATHOLOGIQUE

(ÉTUDE PHYSIQUE, MICROGRAPHIQUE ET BACTÉRIOLOGIQUE)

PAR

Le Dr Auguste LÉTIENNE

Ancien interne des hôpitaux et de la Maternité
Membre de la Société anatomique

PARIS

G. STEINHEIL, ÉDITEUR

2, RUE CASIMIR-DELAVIGNE, 2

1891

TABLE DES MATIÈRES

DE LA BILE
A L'ÉTAT PATHOLOGIQUE

(ÉTUDE PHYSIQUE, MICROGRAPHIQUE ET BACTÉRIOLOGIQUE)

AVANT-PROPOS

Qu'il nous soit permis, au seuil de cette étude, de faire un retour vers les années écoulées et de penser à ceux qui, patiemment, nous ont enseigné les choses de la médecine et les devoirs du médecin. Nous leur devons hommage ; et c'est avec reconnaissance que nous plaçons sous le vocable de nos maîtres le travail fait et les pages écrites durant les derniers mois d'études.

A M. le professeur Verneuil et à M. Th. Anger, notre premier souvenir. C'est auprès de M. Bucquoy et de M. Richardière, à Cochin, que nous avons appris les premiers éléments de la médecine. Nous leur sommes redevables d'affectueux conseils si utiles au début.

M. le professeur Lannelongue a bien voulu nous accueillir comme externe. Nous avons compris avec lui les espoirs de la pathologie infantile ; nous avons vu les fruits de son enthousiasme ardent et nous sommes heureux d'avoir assisté à cette époque à l'éclosion de ses travaux récents.

Les vertus d'un médecin sincère et les ressources d'un clinicien émérite, nous les avons trouvées dans l'enseignement et l'exemple de M. Fernet, dans son service de l'hôpital Beaujon.

M. Charpentier, à Bicêtre, nous a initié aux difficultés de l'observation clinique des maladies mentales, et nous remercions MM. Feré, Seglas et Chaslin des instructions utiles qu'ils nous ont maintes fois données.

M. le professeur Tarnier nous a agréé comme interne à la Maternité. Nous savons tout l'honneur que nous fit alors ce maître vénéré. Sa haute autorité, la remarquable fixité de son attention, la justesse de son jugement furent pour nous d'un rare exemple. Les circonstances nous firent en ce même temps l'élève de M. Bouilly. Il ne nous appartient pas d'apprécier sa maîtrise opératoire ; mais nous pensons qu'en gynécologie, nous avons eu de ce chef si sympathique et affectionné les meilleures leçons de décision et de bon sens cliniques. Que ces maîtres nous permettent d'allier à leurs noms, celui de Mme Henry, sage-femme en chef de la Maternité. Nous la remercions ici d'avoir tant de fois disposé de son temps à notre profit et de nous avoir prêté l'appui de ses conseils pratiques et de sa grande expérience.

M. Lecorché, par les résultats cliniques de ses études favorites et sa compétence spéciale en urologie nous a donné un précieux enseignement. Nous nous plaisons à affirmer ce que nous lui devons. Et si nous restons profondément touché de l'intérêt que M. Lecorché n'a cessé de nous porter, nous lui gardons sincère toute notre reconnaissance pour nous avoir mis à même d'apprécier sa grande manière de pratiquer notre art, sa large façon de comprendre la science médicale et de l'écrire. Dans ce même service, nous avons trouvé en MM. Talamon et André Petit, des chefs toujours affables et prêts à nous instruire.

Auprès de M. Joffroy, à la Salpêtrière, nous avons appris les recherches patientes de la clinique nerveuse et la conscience du labeur médical : il nous a constamment guidé de ses avis, soutenu par ses bienveillants conseils. Nous lui offrons l'hommage public de toute notre gratitude.

Nous avons été tour à tour l'externe et l'interne de M. Hanot. Etant encore sous ses ordres, nous sommes quelque peu gênés pour lui rendre les justes hommages qui lui sont dus. — Laissez-moi cependant, mon cher et vénéré maître, rendre justice à votre enseignement, à votre méthode didactique, à la conscience de vos travaux personnels, à votre dévouement incomparable pour tout ce qui touche votre service et témoigner ici de toute la respectueuse affection que j'ai pour vous.

Nous remercions sincèrement MM. Gombault et Achard pour les leçons d'anatomie pathologique qu'ils ont bien voulu nous donner.

Que M. Roux, de l'Institut Pasteur, reçoive notre faible tribut de reconnaissance : nous nous rappelons que, grâce à son enseignement, nous avons pu faire les recherches qui composent ce travail.

Tous nos remerciements à MM. Netter et Roger pour l'intérêt qu'ils ont porté à cette thèse ; — à M. Haycraft, professeur de physiologie à Edimbourg, et à MM. Henocque et Winter pour la complaisance et l'affabilité qu'ils ont mises à nous renseigner sur plusieurs points importants de cette étude.

Que M. le professeur Straus agrée l'hommage de notre respectueuse reconnaissance pour l'honneur recherché qu'il nous fait de présider cette thèse, pour la faveur avec laquelle il nous a récemment accueilli et l'attention qu'il a bien voulu porter à nos recherches.

INTRODUCTION

C'est à l'instigation de notre excellent maître, M. Hanot, que nous avons entrepris cette étude sur la bile. C'est dans son service de l'hôpital Saint-Antoine que les documents ont été recueillis, et dans le laboratoire qui y est annexé que toutes les expériences ont été faites.

Le but principal de ce travail fut de reconnaître les micro-organismes pouvant exister dans la bile au cours de diverses maladies. Nous avons poursuivi cette recherche systématiquement, sans préjuger aucunement du rôle que ces micro-organismes pouvaient jouer, nous réservant d'en tirer plus tard, le travail accompli, les conclusions rationnelles.

Nous avons pensé à mettre à profit les conditions spéciales dans lesquelles nos investigations étaient faites pour grouper, chemin faisant, les résultats des observations physiques et micrographiques. Nous avons réuni ces dernières en deux chapitres distincts.

On ne trouvera ici aucune recherche d'ordre chimique. Nous ne nous sommes point reconnu la compétence nécessaire pour aborder les questions encore obscures et si difficiles de la chimie biliaire. Nous nous sommes, d'ailleurs, attaché à observer la bile à l'état pur sans qu'aucun agent surajouté vînt porter la moindre modification dans la composition de cette humeur. Nous n'avons donné au point de vue chimique que des explications très sommaires, rigoureusement nécessaires pour la compréhension du sujet exposé.

La bile a été recueillie avec les précautions qui conviennent aux recherches bactériologiques. Elle a toujours été puisée directement dans la vésicule biliaire. Les détails techniques spéciaux seront exposés au cours de l'ouvrage.

Ce travail est exactement le résumé de nos études sur la bile cystique dans diverses maladies.

Il comprend quatre parties :

1° L'étude de quelques propriétés physiques de la bile à l'état pathologique.

2° La description micrographique de cette humeur.

3° L'examen bactériologique de la bile dans des maladies diverses, en dehors des infections biliaires cliniquement appréciables.
L'exposé succinct d'une théorie pathogénique de la lithiase biliaire.

4° Une courte étude sur le pouvoir antiseptique de la bile.

CHAPITRE I

Caractères généraux macroscopiques de la bile.

La bile humaine comprise dans la vésicule au moment de la mort et dans les heures suivantes a des propriétés physiques variables. Ces variations sont subordonnées à la nature de la maladie. Elles font que, dans les cas pathologiques, les caractères de la bile s'écartent plus ou moins de ceux de la bile normale.

Cette étude macroscopique porte sur la couleur, la limpidité, la consistance, l'odeur, la quantité, la densité, la réaction et les caractères spectroscopiques de la bile cystique.

Couleur. — La coloration habituelle de la bile humaine est jaune orangé, quand elle est vue sous une épaisseur de 2 à 3 millimètres. Elle s'éclaircit et vire au jaune d'or, quand la couche s'amincit. Elle s'assombrit et vire à l'orangé brun, quand la couche s'épaissit. A l'état normal, elle n'est jamais verte. Elle ne prend cette couleur qu'après avoir été au contact de l'air, ou soumise à l'action de l'oxygène ou bien après une stagnation prolongée dans les canaux qui la contiennent. La bile verte est toujours une bile modifiée.

La bile en solution alcaline ou neutre exposée à l'air et à la lumière de jaune devient verte. On explique ce fait par la transformation de la bilirubine en biliverdine. Celle-ci est un dérivé oxygéné de la bilirubine.

$$\underset{\text{Bilirubine}}{C^{16} H^{18} Az^{2} O^{3}} + O = \underset{\text{Biliverdine}}{C^{16} H^{18} Az^{2} O^{4}} \text{ (1)}$$

Ce changement de coloration se fait avec une rapidité plus ou moins grande. Il n'est pas constant. Certaines biles abandonnées dans des

(1) P. Schutzenberger. *Traité de chimie générale*, t. VI, Paris, 1890.
Richard Maly. Untersuchungen über die Gallenfarbstoffe. *Annalen der Chemie und Pharmacie*, t. CLXXV, 1874.

ubes à essai au contact de l'air peuvent rester longtemps sans devenir vertes. Leur coloration tourne au jaune sale, au brun trouble ; leur surface se recouvre de végétations microscopiques luxuriantes. Elles perdent aussi de leur pouvoir colorant.

La bile fraîche, puisée aseptiquement dans la vésicule au moyen d'une pipette stérilisée, portant une ampoule dont les deux extrémités sont, après réplétion, scellées à la lampe, conserve sa coloration primitive pendant fort longtemps. Il se fait un dépôt muco-cristallin dans l'effilure la plus déclive de l'ampoule ; la bile devient alors plus limpide, mais sa nuance reste invariable. Un assez grand nombre d'échantillons de bile prélevée dans ces conditions ont aujourd'hui, après plusieurs mois de conservation, la couleur qu'ils avaient au moment où ils furent puisés.

La bile, sous l'influence de la chaleur et de la pression, subit des modifications dans son aspect. C'est ainsi que, soumettant la bile à une température de 120° C. sous la pression de 1 atmosphère pendant 20 minutes, on voit, à la fin de l'expérience, la couleur de la bile assombrie et changée. Elle est souvent alors dichroïque : à la lumière transmise, elle apparaît brun orangé à reflets verts ; à la lumière réfléchie, elle est vert sombre. On pourrait, dans cette expérience, attribuer la fixation d'oxygène sur la bilirubine au séjour de la bile sous pression dans une atmosphère saturée de vapeur d'eau, mais si l'on s'oppose à cette fixation en mettant la bile dans un tube scellé et privé d'air, on constate cette même apparition de la teinte verte. La température semble donc jouer ici le rôle prépondérant dans les modifications chimiques qui produisent le changement de couleur. Dans ces essais, le dépôt biliaire se coagule d'ordinaire en grumeaux plus ou moins abondants.

Pour rechercher les circonstances physiques qui font varier la couleur de la bile, ce liquide a été soumis à diverses influences.

La bile à essayer, était tirée d'une même vésicule pour avoir des résultats exactement comparables. Elle était diluée : 10 c. c. de bile étaient mélangés à 40 c. c. d'eau distillée, parce que le contenu de la vésicule est souvent trop minime pour suffire à une série entière d'expériences. La solution était ensuite répartie en :

1° Pipettes scellées, mises à l'autoclave à 120° C. pendant 20 minutes, puis exposées les unes dans un endroit obscur, les autres à la lumière.

2° Tubes scellés, ou complètement ouverts, ou bouchés à l'ouate exposés les uns à l'obscurité, les autres à la lumière.

3° Enfin une partie était mise dans un flacon où barbotait un courant d'oxygène.

L'état du liquide était noté chaque jour. Ces essais ont montré que l'ordre d'activité des agents susceptibles de produire la teinte verte était le suivant : Oxygène. — Température sous pression. — Air. — Lumière. — L'obscurité retarde le changement de coloration.

La présence du mucus ou de l'épithélium dans la bile n'est pas indifférente dans les modifications subies par ce liquide. Haycraft et Scofield (1), au cours de recherches très intéressantes sur la réduction des pigments de la bile de bœuf insistent sur ce point.

La couleur de la bile est due, au moment où elle sort du réservoir biliaire, à la présence de la bilirubine. Cette couleur est intense et tenace. On sait avec quelle facilité les tissus s'en imprègnent. Le pouvoir tinctorial de la bile est en effet considérable. Il suffit de minimes quantités de bile pour communiquer une teinte appréciable à de grandes masses d'eau. Il est aisé de s'en assurer en traitant la bile par la manière simple des dilutions faites toujours sous des vases de même calibre de façon à considérer le liquide dans la même épaisseur. On voit de la sorte qu'en moyenne l'action chromatique de la bile ne s'épuise que par une dilution à 1/40000. Les biles les plus colorées ne résistent pas à la dilution à 1/50000. C'est dire qu'un centimètre cube de bile suffit, à teinter de 40 à 50 litres d'eau.

Le pouvoir tinctorial de la bile est sensiblement égal à celui du sang. Les matières colorantes de la bile sont d'ailleurs extrêmement voisines de la matière colorante du sang. Il est intéressant de comparer les solutions étendues de bile et de sang. A un certain degré de dilution, toutes deux perdent leur couleur propre et prennent une teinte jaune verdâtre commune, au point qu'il devient impossible de faire une distinction de nuance entre une solution de bile à 1/5000 et une solution de sang au même titre. A 1/40000, le pouvoir colorant de ces deux liquides est épuisé. Si intense que soit l'action colorante de ces humeurs, elle n'est point comparable au pouvoir tinctorial de diverses matières employées par l'industrie, comme le carmin qui ne

(1) J. B. Haycraft et H. Scofield. A contribution to the Chromatology of the Bile, in *Proceedings of the Royal Society of Edinburgh*, 1889.

s'épuise qu'au millionième ou certaines fuchsines qui résistent à une dilution au dix-millionième.

On a dans cette propriété colorante un moyen d'estimer la concentration du liquide biliaire. Toutes les biles n'ont pas la même intensité de couleur, la même teneur en principes colorants, et on peut par les dilutions en mesurer l'étendue. Cette recherche est rendue plus facile et plus rapide par l'application du procédé suivant.

Les solutions faites, avec un pinceau à aquarelle, on en fait un trait de lavis sur du papier blanc assez épais. Celui-ci, une fois sec, on estime à quel degré de dilution cesse la perception colorée. Comme la trace faite sur le papier disparaît quand la solution est encore nettement teintée (pour la bile, cela arrive d'ordinaire avec une solution à 1/1000), la recherche est moins longue et moins embarrassante que de pousser la dilution jusqu'à épuisement de toute teinte.

Le procédé des dilutions peut encore servir de point de départ pour une méthode de dosage des pigments biliaires dans diverses humeurs de l'économie, surtout dans l'urine. Expérimentée sur la bile humaine, la puissance de réaction de l'acide nitrique (1) suivant le procédé de Gmelin disparaît pour les solutions au millième. C'est d'ailleurs le terme que lui avait donné Gmelin en disant que son jeu de couleurs était encore sensible pour une dilution au quatre-vingt millième. Il expérimentait en effet sur des solutions de bilirubine pure à 1/80000. En essayant directement la bile, c'est-à-dire une solution naturelle de bilirubine, on se met, d'après les chiffres moyens d'analyse, dans les mêmes conditions d'expérimentation.

Ces moyens ont naturellement les inconvénients de toutes les méthodes colorimétriques. Ils ne peuvent donner que des résultats relatifs, et variables avec les facultés visuelles des observateurs qui les emploient. Leur utilité est de fournir des termes de comparaison suffisamment précis pour les besoins de l'observation clinique.

Pour la majorité des auteurs, la bile se colore davantage en pas-

(1) Au cours de nos recherches bibliographiques, nous avons trouvé l'action de l'acide nitrique sur les pigments biliaires nettement signalée par J. B. BIANCHI dans l'*Historia hepatica seu theoria ac Praxis omnium morborum Hepatis et Bilis Genevae*, 1725 (N° $\frac{T^{115}}{7\ d}$ Bibl. nat.). — Cum spiritu nitri confusa, aut cum spiritu salis acidi vulgaris, aut cum aceto, colorem illico ordinarium permutat in vitellinum ; hinc in viridem : Cum aqua forti, bullae mox in ea viridescentes, cum tela veluti cœrulea natante....

sant et en séjournant dans la vésicule. Cette assertion ne repose que sur une apparence. La bile est plus foncée dans la vésicule parce que sa masse y est plus grande. Si l'on examine à la pointe d'une pipette, d'une part une fine gouttelette de bile tirée d'un canalicule biliaire au sein du parenchyme hépatique et d'autre part une gouttelette aussi minime du liquide contenu dans la vésicule, on voit que la coloration est identique dans les deux cas. La bile possède donc toute sa teinte à l'endroit même où elle se forme, au niveau des acini biliaires. La vésicule ne sécrète aucune matière colorante. Quand le canal cystique est obstrué et que la bile ne parvient plus dans la vésicule, le liquide qu'on y trouve est absolument privé de matière colorante : il est transparent, incolore, analogue au blanc d'un œuf cru. La vésicule sécrète un mucus, sur lequel Ch. Robin (1) a insisté dans ses leçons sur les humeurs. Il en a donné les caractères principaux et distinctifs, s'appuyant sur des observations de Gorup-Besanez, de Quevenne et Gübler. Plus récemment Birch et Spong (2) ont pu faire l'examen de ce mucus dans deux cas de cholécystotomie avec persistance d'une fistule vésiculaire. Le canal cystique était oblitéré par un calcul; le liquide clair et visqueux recueilli par la fistule provenait uniquement de la muqueuse de la vésicule et différait essentiellement de la bile.

A l'état pathologique, la couleur de la bile varie. Elle peut présenter, suivant les cas, toutes les nuances du jaune et de l'orangé, se teinter de vert, être d'un brun presque noir analogue à du goudron, être parfaitement noire sans aucune nuance jaunâtre, être incolore, enfin revêtir des colorations exceptionnelles. Elle devient rouge, par son mélange avec du sang récemment épanché et en certaine abondance. Des biles bleues ont même été signalées. Les anciens avaient dressé une longue liste des teintes variées que la bile était susceptible de prendre (3).

Bile incolore. — Les observations de bile incolore sont aujourd'hui

(1) CH. ROBIN. *Leçons sur les humeurs normales et morbides du corps de l'homme.* 2e édit. Paris, 1874.

(2) BIRCH et SPONG. The secretion of the gall-bladder. *The Journal of Physiology* vol. VIII, 1888.

(3) *Dictionnaire universel de médecine.* JAMES. Art. Bile.

BOUISSON. *De la bile, de ses variétés physiologiques, de ses altérations morbides.* Montpellier, 1843.

assez nombreuses. Il importe toutefois de ne pas confondre la bile incolore, non pigmentée, avec le mucus incolore ou opalescent que l'on trouve parfois dans les cholécystes qui ont perdu leur communication avec les voies d'excrétion de la bile. La différence entre le mucus cholécystique et la bile s'est montrée cliniquement d'une façon très précise dans une observation rapportée par Santo-Nobili et citée par Barth et Besnier (1). Une tumeur biliaire ayant été ouverte par l'emploi d'un caustique, il s'écoula une grande quantité de matière blanche et inodore. Le trajet fut ensuite dilaté avec une éponge préparée, et un gros calcul en sortit. Ce ne fut qu'après cette expulsion que la bile normale jaune put couler librement par la fistule.

On trouve aussi en exemple intéressant de mucus cholécystique pur dans le cas rapporté par Freund (2) et relatif à un enfant nouveau-né qui vécut trois mois avec un ictère intense et une décoloration complète des fèces, et à l'autopsie duquel on trouva une anomalie congénitale de la vésicule remplie d'un liquide incolore, visqueux et clair.

En présence d'un liquide incolore dans les voies biliaires, on ne peut en affirmer la nature biliaire qu'après y avoir recherché l'existence des sels biliaires. Les travaux de Ritter (3) ont établi cette distinction essentielle. Küss et Ritter observèrent un homme de 58 ans qui, affecté de troubles gastriques, rendit des excréments grisâtres, sans présenter le moindre ictère et sans que l'urine contînt des pigments biliaires. Les excréments analysés ne contenaient ni pigments, ni acides biliaires, mais de la taurine (4). Après un purgatif, on put

(1) BARTH et BESNIER. Art. Voies biliaires (pathologie), in *Dictionnaire encyclop. des sciences médicales* (Dechambre).

(2) FREUND. Ein Fall von congenitaler interstitieller hepatitis mit anomalie der Gallensführungs-gange. *Jahrb. für Kinderkr.*, IX Bd, octobre 1875.

(3) L. RITTER. Quelques observations de bile incolore. *Journal de l'Anatomie et de la physiologie de Ch. Robin*, 1872.

(4) Les acides biliaires actuellement connus sont l'acide glycocholique et l'acide taurocholique. Combinés à la soude, ils forment les sels biliaires : glycocholate et taurocholate de soude. Ces acides subissent par hydratation un dédoublement, qui se traduit par la formation : 1° d'acide cholalique ; 2° de glycocolle ou de taurine suivant que l'acide est glycocholique ou taurocholique.

L'équation de dédoublement (Schützenberger) est la suivante :

$$1 \text{ molécule d'} \left\{ \begin{array}{l} \text{acide glycocholique} \\ \text{acide taurocholique} \end{array} \right\} + 1 \text{ molécule d'eau} = 1 \text{ molécule d'acide cholalique} + 1 \text{ molécule de} \left\{ \begin{array}{l} \text{glycocolle} \\ \text{taurine.} \end{array} \right.$$

La taurine est un produit sulfuré $C^2 H^7 Az SO^3$. Si elle est résorbée au niveau

trouver dans les selles des acides biliaires. Cet homme eut dans la suite des alternatives de coloration et de décoloration des selles. De ce fait, Küss et Ritter tirèrent la conclusion que l'économie peut dans certains cas sécréter une bile incolore. Plus tard, Ritter observa trois cas de bile incolore chez l'homme. L'analyse qu'il en fit lui prouva l'existence des sels biliaires et de la cholestérine, mais l'absence des pigments. Sur certains animaux, il fit la même remarque. Il signala, en outre, que la bile incolore coïncidait avec une dégénérescence graisseuse plus ou moins avancée du foie.

Nous avons observé nous-même la bile incolore dans cet état du foie, chez un adolescent de 17 ans qui avait une tuberculose ganglionnaire telle qu'elle fut un instant prise pour de l'adénie. Il mourut d'une généralisation tuberculeuse à marche très rapide. Le foie avait l'aspect très gras : il était d'une couleur jaune chrome uniforme. L'examen histologique montra une tuberculose hépatique suraiguë avec une diffusion telle du processus pathologique qu'on ne pouvait voir sur les coupes un seul nodule bien limité. Le parenchyme hépatique était criblé de bacilles de Koch.

La bile incolore est une bile ordinaire, mais incomplète ; il lui manque les pigments normaux. C'est à cet état pathologique que s'applique la dénomination d'acholie pigmentaire créée par notre maître, M. Hanot.

En janvier 1884, M. Hanot (1), communiquait à la Société de biologie une observation d'hypertrophie du foie et de la rate avec décoloration complète des matières fécales, mais sans le moindre ictère, les voies biliaires étant perméables. On aurait pu supposer dans ce cas un défaut total de la sécrétion biliaire, une acholie complète, si l'examen des urines n'avait fait constater la présence de composés biliaires. Le 1er mars 1884, M. Albert Robin (2), rapportait en effet à la même société l'analyse des urines du malade observé par M. Hanot. Or ces urines contenaient en proportion très considérable des corps sulfurés, produits de transformation des composés biliaires. Comme on ne

de l'intestin ou bien si elle se trouve dans le sang, la taurine s'élimine par les urines sous forme d'acide taurocarbonique ou isethionurique : $C^2 H^3 Az^2 SO^4$.

(1) V. HANOT. Note pour servir à l'histoire de l'acholie. *Comptes rendus des séances et mémoires de la Société de biologie*, Paris, 1884.

(2) ALBERT ROBIN. De l'acholie pigmentaire. *Ibidem*.

pouvait admettre que la taurine ou les corps sulfurés analogues fussent fabriqués ailleurs que dans le foie, M. Robin concluait que la bile sécrétée chez ce malade passait incolore dans l'intestin, y était activement résorbée, puis éliminée par les reins. Les pigments biliaires faisaient défaut ou étaient modifiés au point de passer dans l'urine sous la forme du chromatogène urohématine : celui-ci s'y trouvait en quantité énorme. La bile dans ce cas était donc apigmentaire.

Dans un travail ultérieur sur l'acholie, M. Hanot (1), est revenu sur ces faits et a clairement établi que l'acholie vraie n était point le défaut d'excrétion de la bile par oblitération des voies biliaires, mais le défaut de sécrétion, et que souvent l'acholie n'était pas absolue, la bile étant encore sécrétée, mais sans pigment, d'où le nom d'acholie pigmentaire (2).

Bile noire. — La bile noire a joué un grand rôle dans l'ancienne médecine. On sait avec quelle fréquence revient le mot — atrabile, — dans les écrits de jadis. Hippocrate distinguait soigneusement la bile noire de la bile jaune ; il en faisait la cause principale, après la pituite, de la folie et de la démence. Galien suivait la même doctrine. Les maladies noires venaient alors de la bile noire : μελαίνα χολη avait donné τὸ μελάγχολικόν. Ces idées ont persisté si longtemps qu'au milieu du siècle dernier, on dissertait encore sur les propriétés de l'atrabile, avec observations à l'appui. Le discours « de Atra Bile » du doyen de la Faculté de Leipzig, Aug. Walther (3), date de 1741.

La coloration noire de la bile peut se rencontrer dans des circonstances très diverses. Elle peut tenir à un degré inusité de concentration du liquide biliaire, comme on l'observe dans le choléra, dans certains cas de typhus (Burdach). Elle est alors peu mobile, poisseuse.

Dans les oblitérations permanentes ou intermittentes des voies biliaires, cette coloration s'observe parfois. La bile retenue en amont de l'obstacle séjourne plus ou moins longtemps dans la vésicule ou dans les canaux dilatés et y subit une série de transformations au

(1) V. Hanot. Contribution à l'étude de l'acholie. *Archives générales de médecine.* Paris, 1885.

(2) M. Hanot nous communiquait dernièrement un passage de la *Clinique médicale* d'Andral (t. II, éd. 1839, p. 277) où mention est faite de biles incolores issues de foies atrophiés ou dégénérés.

(3) Walther. De *Altra Bile.* Leipsiae, 1741. (Bibl. nat., T. 86 & 331.

cours desquelles elle peut devenir noire. Bouisson (1) rapporte le fait d'une jeune fille lithiasique qui, par vomissements et par selles, rendait une bile complètement noire. Dans le service de M. Hanot, nous avons observé un cas de bile noire par rétention prolongée. Il s'agissait d'une distension vésiculaire causée par un cancer de la tête du pancréas comprimant le cholédoque, l'observation en est publiée à la fin de ce travail. La bile était absolument noire et parfaitement fluide.

Assez souvent, on trouve des biles très foncées, noirâtres, mais dont la teinte jaune brun est encore appréciable,

Bile rouge. — La bile peut être rouge (χολὴ ερυθρα des Anciens). Elle affecte cette coloration quand du sang s'y est récemment ou abondamment épanché. Chez un cirrhotique, dans un cas d'ictère devenu grave. nous avons constaté cette couleur. Une exsudation sanguine s'était faite au niveau du renflement vésiculaire (2) décrit par Broca sous le nom de bassinet de la vésicule et sur lequel M. Hartmann a récemment insisté. On voyait en ce point une sorte d'exulcération superficielle, sans qu'il existât de productions calculeuses dans les voies biliaires. La bile, dans ce cas, était franchement hémorrhagique. Elle fut reconnue septique : les cultures qui en furent faites donnèrent du staphylococcus albus.

La bile rouge existe sans que cette teinte lui soit donnée par le sang même. Outre que certaines substances médicamenteuses ou toxiques rougissent le liquide biliaire, il peut encore se faire un passage de la matière colorante du sang dans la bile. Ce fait a été prouvé expérimentalement chez les animaux par MM. Wertheimer et Meyer (3). Ces auteurs, après injection d'hémoglobine au chien, déterminèrent une sorte d'hémoglobinocholie et virent la bile rouge.

(1) Bouisson. *De la bile, de ses variétés pathologiques*, etc. Montpellier, 1843.

(2) Hartmann. *Bulletins de la Société anatomique*, 1891.

(3) Wertheimer et Meyer. De l'apparition de l'oxyhémoglobine dans la bile et de quelques caractères spectroscopiques normaux de ce liquide. In *Archives de physiologie*, 1889.

Wertheimer et Meyer. Recherches sur un dérivé particulier de l'hémoglobine dans la bile. *Ibidem.*

— Passage de l'hémoglobine dans la bile de la vésicule après la mort. *Ibidem.*

— De quelques faits nouveaux relatifs au passage de la matière colorante du sang dans la bile. In *Archives de physiologie*, 1890.

M. Henocque, de son côté, a trouvé l'oxyhémoglobine et la methémoglobine dans des biles animales.

On observe aussi, à l'état pathologique, des biles qui, sans contenir de globules rouges décelables au microscope et sans présenter la réaction spectrale de l'oxyhémoglobine ont une couleur orange rouge manifeste.

Bile bleue. — La bile, dans quelques circonstances, revêt une couleur bleue franche. Les Anciens, à n'en pas douter, avaient connaissance de ce fait. Les qualificatifs κυανέη, cœrula (seu cœli colorem ostendens) qu'ils donnent à l'une de leurs nombreuses variétés de bile, l'indiquent nettement. Bianchi (1) la mentionne.

Dans la littérature moderne, on trouve le cas rapporté par Andouard (2). Une femme se mit soudain à vomir en grande abondance un liquide bleu, et mourut. On soupçonna un empoisonnement par le sulfate de cuivre. Andouard (de Nantes), chargé de l'expertise médico-légale ne trouva ni traces de cuivre, ni micro-organisme chromatogène et démontra chimiquement que ce liquide était de la bile.

Aucune explication ferme n'est applicable à ce phénomène. On ne peut guère croire que la matière bleue fut dans ce cas l'un des pigments de la série bilirubine. L'oxydation transforme la bilirubine en pigment vert (biliverdine) ; celui-ci plus oxydé donne le pigment bleu (bilicyanine), qui à un terme d'oxydation plus avancé donne lui-même le pigment rouge en passant par le pigment violet encore hypothétique (3).

Bile verte. — La coloration verte de la bile est communément observée. Elle correspond à la formation de la biliverdine, qui est l'effet de causes simples, comme l'action de l'oxygène, de l'air, ou de la stagnation dans les canaux biliaires. Sur le cadavre, on trouve souvent la teinte de la bile plus ou moins verdâtre, parce que cette humeur est déjà transformée au moment où l'on fait les examens nécroscopiques. La teinte verte apparaît d'abord le long des parois de la vésicule et n'envahit que plus tard la masse du liquide. Aussi voit-on fréquemment, à l'autopsie, les parois de la vésicule prendre un aspect

(1) BIANCHI. *Historia hepatica.* Genevae, 1725, t. I.
(2) ANDOUARD. La bile bleue. *Société de médecine légale*, 1877.
(3) HAYCRAFT et SCOFIELD. Chromatology of the Bile. *Loc. cit.*

velouté vert sombre, tandis que la bile est encore plus ou moins jaune. Un fait analogue a été signalé par MM. Haycraft et Scofield sur la bile de bœuf. Ces auteurs ont vu la bile verte d'une vésicule de bœuf fraîchement venue de l'abattoir revêtir une couleur orange brun le long de la paroi muqueuse. Ils ont attribué cette action à la muqueuse même ou à son mucus. Ils ont constaté d'ailleurs dans une de leurs expériences (Exp. II) que la muqueuse activait la réduction de la bile dans son voisinage.

La plupart des auteurs qui ont examiné la bile dans les cas de fistule biliaire (Jacobsen (1), Copeman et Winston) (2) la décrivent verte, brune ou vert olive. Dans ces circonstances, elle est en effet modifiée : ce n'est plus de la bile normale. Chez les suppliciés, à un moment très rapproché de la mort, la vésicule contient un liquide jaune, et non verdâtre. Ch. Robin (3), Hammarsten (4), de Thierry (5) insistent sur ce fait. Et tandis que les observateurs précédents trouvent toujours dans la bile fistulaire de la bilirubine et de la biliverdine, voire même un excès de biliverdine, les auteurs suivants signalent la seule présence de la bilirubine. Moritz Schiff (6) dans ses expériences sur la sécrétion biliaire différenciait les qualités de l'une et l'autre bile « cherchant à obtenir de la bile jaune, celle qui se produit au moment de la sécrétion, la bile verte représentant toujours de la bile qui avait séjourné dans les canaux excréteurs ou dans la vésicule biliaire ».

Dans mes recherches, je n'ai rencontré de bile complètement verte que dans les cas où la prise en fut faite beaucoup plus de 24 heures après la mort. Exception faite toutefois pour l'observation que m'a communiquée mon collègue et ami Thiroloix. La bile fut trouvée

(1) Jacobsen. Untersuchung menschlischer Galle. *Berichte der deutschen chemischen Gesellschaft zu* Berlin, 1873.

(2) Copeman et Winston. Observat. on human bile obtained from a case of biliary fistula, in *Journal of Physiology by* Michael Forster, 1889, vol. X.

(3) Ch. Robin. *Leçons sur les humeurs*, 1874.

(4) Olof Hammarsten. Recherches sur la bile fraîche de l'homme. *Upsala läkareförenings förhandl.*, 1878.

(5) De Thierry. Note sur l'état de la bile prise dans la vésicule biliaire chez un supplicié. *Comptes rendus de la Société de biologie*, 1885.

(6) Moritz Schiff. Ueber das Verhaltniss der Leber-circulation zür Gallenbildung. In *Schweizerische Zeitschrift für Heilkunde*, 1862.

Liegeois. Art. Bile du *Dictionn. Dechambre.*

verte 3 heures après la mort, et quand je reçus les tubes qu'il voulut bien m'envoyer, ceux-ci étaient nettement d'un vert émeraude. J'ajoute que cette bile correspondait à un foie extrêmement lésé et qu'elle contenait des micro-organismes.

La bile jaune orange est celle que l'on observe le plus souvent, même à l'état pathologique. Sa nuance varie du jaune pâle au jaune orange et au jaune brun.

Pour ces recherches faites dans le service de mon excellent maître, M. Hanot, j'ai dû examiner la bile dans des affections très diverses, pour ainsi dire, au hasard des autopsies. Sur les 55 biles que j'ai étudiées, j'ai relevé les colorations suivantes :

Cancers affectant les voies digestives (6 cas).

Bile noire..........	1	Dans ces 4 cas, il y avait propagation cancéreuse aux voies biliaires et des calculs dans la vésicule.
— brun sale......	1	
— jaune vert.....	1	
— vert sombre...	1	
— jaune brun....	2	

Affections cardiaques (9 cas) :

Bile jaune orange..............................	6
— brun jaune..................................	2
Mucus cholécystique (calculs, vésicule scléreuse et rétractée)...........................	1

Fièvre typhoïde (2 cas) :

Bile jaune orange pâle.........................	1
— jaune orange (jus de melon)..................	1

Néphrite interstitielle (2 cas) :

Bile jaune orange..............................	2

Pneumonie lobaire (5 cas) :

Bile jaune orange..............................	2
— jaune orange pâle............................	2
Presque incolore (bouillon très pâle)..........	1

Hémorrhagie cérébrale :	Bile brun jaune......	1
Ictère devenu grave :	— hémorrhagique...	1
Cirrhose atrophique :	— jaune orange foncé	1
Foie infectieux :	— verdâtre.........	1
Intoxication phosphorée :	— vert.............	1
Gliome cérébral, gommes du foie :	— jaune brun.......	1

Cachexie morphinique :	Bile jaune brun..... 1
Diabète :	— orange rouge.. 1
Athrepsie (nouveau-né) :	— jaune verdâtre.. 1
Fœtus de 4 mois 1/2 :	— jaune clair (eau-de-vie)........ 1

Dans la tuberculose pulmonaire (21 cas) M. Hanot (1) et moi, avons déjà montré que la bile conserve sa teinte générale jaune orange.

Plus on s'éloigne du moment de la mort, plus la couleur de la bile se modifie Elle devient plus foncée, puis vire au vert plus ou moins sombre. Ces modifications vont souvent de pair avec des changements de consistance.

Consistance. — La bile est normalement visqueuse, filante. Cette viscosité est due au mucus sécrété par les glandes réparties le long des canaux excréteurs de la bile et que celle-ci recueille au fur et à mesure qu'elle progresse. Elle perd cette viscosité lorsqu'on précipite le mucus par l'acide acétique, ou citrique, par exemple. Jetée sur un filtre, elle passe alors très fluide. Dans la vésicule, la viscosité paraît augmenter, ce qui est généralement attribué à la concentration du liquide pendant son séjour dans la vésicule. Ch. Robin (2) avait déjà repoussé cette idée. Il n'admettait pas que la bile perdît par résorption son eau dans le cholécyste ; et il donnait la raison exacte du fait en disant que la bile y devient plus visqueuse parce que c'est là qu'elle reçoit plus de mucus. Il insistait d'ailleurs sur la grande mobilité de la bile, et cela à juste titre. Il arrive souvent, en effet, que la simple action de soulever avec une pince le fond d'une vésicule remplie de bile fraîche, détermine l'évacuation rapide de son contenu vers l'intestin. La bile prélevée sur les plus fins canalicules biliaires qui soient appréciables à l'œil nu possède encore une cohésion assez grande pour la rendre filante.

A l'état pathologique, la consistance de cette humeur subit de grandes variations. Le terme extrême en est atteint dans le choléra. Ici, en effet, la bile peut être si épaisse qu'elle perd toute fluidité. On y a même observé sur les canaux biliaires des concrétions très impor-

(1) Hanot et Létienne. Notes sur la bile cystique dans la tuberculose. *Congrès de la tuberculose.* Paris, 1891.

(2) Ch. Robin. *Leçons sur les humeurs*, 1874.

tantes que Magendie comparait aux incrustations des tuyaux où coulent des eaux fortement salines (1). La sécrétion biliaire est alors profondément troublée ; les cellules hépatiques finissent par ne plus élaborer les principes de la bile. Ceux-ci sont charriés par le sang, comme cela a été démontré par G. Pouchet (2), qui trouva, chez les cholériques, dans le sang du cœur et des gros vaisseaux une quantité notable de sels biliaires. L'élimination de ces sels n'ayant plus lieu par la bile, ils prennent la voie rénale et passent dans l'urine.

La fluidité de la bile augmente dans les cas de polycholie, de catarrhe des voies biliaires ; et aussi, quand la bile du fait d'un obstacle à son cours, subit une rétention prolongée dans ses voies qu'elle distend de plus en plus. Elle abandonne par précipitation le mucus, les sels, la cholestérine, tout ou partie du pigment ; il se fait une sorte de désintégration analytique, et il reste dans la tumeur biliaire un liquide de coloration variable, très fluide, avec un dépôt plus ou moins concret et abondant. L'observation de ce travail qui a trait à un ictère chronique avec dilatation vésiculaire causée par un cancer de la tête du pancréas, en est une preuve. La bile y était noire comme de l'encre, mais limpide et d'une fluidité parfaite. Le dépôt était formé d'agglomérations mûriformes, friables et d'un sable noir à grains extrêmement petits.

Parmi les maladies infectieuses, les biles les plus fluides appartenaient à la pneumonie et à la fièvre typhoïde. La pâleur et la fluidité de la bile chez les typhoïdiques a déjà été remarquée par Legry (4).

Dans un cas d'albuminurie avec anasarque et œdème aigu du poumon, elle était aussi particulièrement fluide. Chez les cardiaques, la consistance de la bile fut trouvée très variable : tantôt épaisse et visqueuse, tantôt claire et limpide, telle que l'a indiqué Parmentier (3), dans ses études sur le foie cardiaque.

Limpidité. — Dans la vésicule, la bile est normalement limpide, même dans les instants qui suivent la mort, mais elle ne tarde pas à

(1) Dubrueil et Rech. *Rapport sur le choléra morbus asiatique*. Montpellier, 1836.

(2) G. Pouchet. Sur la présence de sels biliaires dans le sang des cholériques. *Académie des sciences*, 17 novembre 1884.

(3) Th. Legry. *Étude du foie dans la fièvre typhoïde*. Steinheil, Paris, 1890.

(4) Parmentier. *Études cliniques et anatomo-pathologiques sur le foie cardiaque*. Paris, 1890.

être troublée par la présence de flocons nombreux. Ces flocons sont formés par des débris épithéliaux qui se détachent avec la plus grande facilité au moindre attouchement de l'organe.

Quand la bile a séjourné dans la vésicule, comme il arrive dans les cas d'obstruction plus ou moins complète du canal cholédoque, il se fait des précipitations muqueuses et cristallines qui en altèrent la limpidité. Le plus souvent ce sont ces précipitations qui sont le point de départ des concrétions et calculs biliaires. Il peut même suffire d'une angiocholite légère pour gêner le cours de la bile et amener une desquamation des éléments épithéliaux. De là, la formation de petits grains qui contribueront à former le noyau de calculs, dont le volume s'accroîtra par le dépôt de couches successives. Quand on examine au microscope les parties centrales des concrétions biliaires. on rencontre souvent mêlées à des tables et amas de cholestérine des lits entiers de cellules épithéliales.

Odeur. — La bile toute fraîche n'a aucune odeur appréciable, mais elle ne tarde pas à prendre une odeur fade, qui ne lui est point propre d'ailleurs et que possèdent d'autres humeurs de l'organisme, le sérum par exemple. Plus tard, se putréfiant, elle devient d'une fétidité qui s'accentue de plus en plus.

Certains ictériques exhalent une odeur très spéciale (1). Nous n'avons point remarqué dans deux cas où cette odeur s'était produite pendant la vie que la bile présentât une odeur analogue.

Van Swieten (2), Haller et d'autres auteurs ont signalé des biles à odeur musquée très perceptible.

Quantité. — La quantité de la bile contenue dans la vésicule est très variable. Peu après la mort elle a été trouvée oscillant entre 4 c. c. quantité minima et 45 c. c. quantité maxima. La moyenne générale de nos observations fut de 23 c. c. 48. J'excepte naturellement les cas de véritable distension de la vésicule par suite d'un obstacle au cours de la bile. La quantité maxima peut d'ailleurs être déduite de la capacité de la vésicule. Le jaugeage des vésicules nous a donné des résultats variant entre 43 c. c. et 75 c. c. Ces mensurations ont été faites

(1) Pilliet et Létienne. *Lésions du foie dans l'éclampsie.* Paris, 1889.
(2) Van Swieten. *Commentaria in H. Boerhaave Aphorismes.* Paris, 1771.

en injectant de l'eau par le canal cystique jusqu'à réplétion de la vésicule. Quand on pousse l'injection jusqu'à une distension exagérée faisant craindre l'éclatement, on trouve assez souvent 100 cent. cubes. Au-dessus de ces dimensions, 75 c. c. à 100 c. c., la vésicule est dilatée. Cette dilatation peut prendre des proportions énormes. Les livres classiques donnent maints exemples de vésicules offrant le volume du poing, de cholécystes contenant plusieurs kilogr. de bile, de tumeurs biliaires descendant jusqu'à la crête iliaque (Cruveilhier (1), Frerichs) (2), de véritables kystes comme celui de Benson où la collection biliaire était si grande qu'elle fut prise pour une ascite et ponctionnée.

L'état pathologique a une influence sur la quantité de la bile sécrétée par le foie. Outre les maladies générales et certains processus infectieux qui agissent sur l'organe et modifient son activité, on comprend aisément que les affections localisées au foie soient une cause de perturbation de la fonction biliaire. Aussi l'attention a-t-elle été d'abord attirée sur la quantité de bile excrétée ; ce ne fut que plus tard qu'elle se porta sur la quantité de bile sécrétée. Nous avons vu plus haut comment l'acholie pigmentaire d'Hanot se distinguait de l'acholie vraie, absolue.

L'acholie vraie et la polycholie sont les termes extrêmes où aboutissent les troubles sécrétoires. L'oligocholie et la dyscholie n'en sont que des degrés moyens d'appréciation parfois subtile, mais qui répondent cependant à des faits cliniques. Nous ne pourrions que répéter sur ce sujet ce que les auteurs qui nous ont précédé en ont dit. Dans nos observations personnelles, nous n'avons vu la quantité de la bile notablement augmentée que dans un cas d'albuminurie avec œdème, dans la fièvre typhoïde, dans un cas de cirrhose atrophique avec périhépatite. Dans les affections cardiaques, dans la pneumonie, nous l'avons vue tantôt abondante, tantôt rare. Dans la tuberculose, la quantité était moyenne avec tendance à l'augmentation pour les formes aiguës. Généralement, plus la quantité de bile était grande, plus cette humeur était pâle et fluide ; sont exceptés les cas où les voies biliaires étaient obstruées.

(1) CRUVEILHIER. Anatomie pathologique. *Loc. cit.*

(2) FRERICHS. *Traité pratique des maladies du foie.* Trad. Duménil. Paris, 1877.

Densité. — La densité de la bile normale est susceptible de variations assez étendues. Les chiffres donnés par les auteurs classiques sont sensiblement égaux : il n'y a de désaccord entre eux que sur l'amplitude qu'ils donnent à l'échelle densimétrique. C'est ainsi que nous trouvons : 1,0105 à 1,0107 (Bourgoin) (1); 1,020 à 1,026 (Liégeois) (2); 1,020 à 1,026 (Robin) (3); 1,030 (Wundt); 1,026 à 1,030 (Beaunis) (4); 1,0105 à 1,032 (Gorup-Besanez) (5); 1,0107 à 1,035 (Schutzenberger) (6).

A l'état pathologique, les résultats sont très semblables. La moyenne générale de nos observations nous a donné le chiffre 1,022. La densité la plus faible fut de 1,011 ; la plus forte de 1,036.

Réaction. — La bile normale est légèrement alcaline, souvent neutre, jamais acide. Dans les diverses maladies où nous avons observé ce liquide, nous avons toujours vu cette même réaction. Une seule fois, nous avons constaté une très légère acidité de la bile cystique. Dans ce cas, elle avait été prélevée plus de 24 heures après la mort et au mois de juin, par un temps chaud. Elle avait donc déjà subi un commencement de fermentation acide.

Il n'est pas toujours facile d'apprécier la réaction de la bile, sa coloration propre agissant sur le papier de tournesol, ainsi que l'ont fait remarquer Kühne et Robin. Aussi ont-ils conseillé de diluer la bile avec de l'eau distillée et de laisser le papier réactif s'imbiber lentement par capillarité pour mieux saisir la nuance prise par le tournesol. On peut encore déposer simplement la bile pure sur le papier réactif et attendre que celui-ci se soit humecté, ce qui se fait avec une certaine lenteur. Alors, considérant le papier sur la face opposée, on constate la réaction assez nettement, car l'effet de la matière colorante biliaire y est beaucoup moindre. En opérant ainsi, on observe rarement une réaction alcaline franche. Le tournesol rose bleuit très légèrement ; souvent même il reste rouge ou bien la teinte semble sim-

(1) Bourgoin. Art. Bile, in *Grande encyclopédie*.

(2) Liegeois. Art. Bile, in *Dictionn. encycloped. des sc. médicales*, 1868.

(3) Robin. *Leçons sur les humeurs*.

(4) Beaunis. *Nouveaux éléments de physiologie humaine*, 3ᵉ éd., 1888, t. II.

(5) Gorup-Besanez. *Traité de chimie physiologique*. Traduct. Schlagdenhauffen, 1880.

(6) Schutzenberger. Chimie générale. *Loc. cit.*

plement rabattue comme il arrive quand on trempe certains papiers de couleur dans l'eau. On fait en même temps l'expérience inverse sur le tournesol bleu.

Etat spectroscopique. Pour l'étude chimique de la bile, le spectroscope a été un des moyens d'investigation les plus employés. L'exquise sensibilité de cette méthode a tenté en effet les observateurs qui cherchaient pour les pigments biliaires des caractères de différenciation.

Dans son article Spectroscopie, du Dictionnaire Dechambre, M. Hénocque (1), avec la compétence qu'il s'est acquise en ces matières, a condensé les résultats des examens spectroscopiques de la bile. Il a rappelé les recherches faites par Thudicum, Jaffé, Bogomoloff et Mac Munn sur la bile de l'homme et des animaux.

Ce sont les biles de certains animaux, tels que le bœuf, le mouton, le cobaye, la souris, qui donnent les spectres les plus variés. « Chez l'homme, dit M. Henocque, la bile ne présente en général pas de spectre, excepté lorsqu'on l'examine après qu'elle est devenue acide. Cependant Bogomoloff décrit trois bandes d'absorption situées la première à gauche de D, la deuxième en E, la troisième en F, mais Fumouze n'a pu retrouver ces bandes et Mac Munn n'a obtenu qu'une bande indécise en F qui s'accentue cependant par l'action de l'acide chlorhydrique et diminue par les caustiques alcalins ».

Les pigments biliaires produisent une large extinction des couleurs droites du spectre. Si l'on examine en effet au spectroscope des échantillons de bile diluée, on constate dans le plus grand nombre des cas l'assombrissement du spectre et l'extinction totale du violet, indigo, bleu. La bande obscure empiète même sur le vert, où elle diffuse et se perd. La division micrométrique 100 correspondant à la raie du sodium, c'est en général vers 160 que la couleur disparaît. A l'autre extrémité du spectre, la zone rouge terminale s'obscurcit aussi jusqu'à 50 environ.

Sur les 55 biles que nous avons recueillies, nous n'avons pu en examiner au spectroscope (2) que 44 ; la quantité du liquide prélevé

(1) Henocque. Art. Spectroscopie. *Dictionnaire encyclopédique des sciences médicales.*

Victor Fumouze. Les *spectres d'absorption du sang*. Paris, 1870.

(2) Nous tenons à remercier ici d'une façon spéciale M. Lextrait, pharmacien en

dans la vésicule ayant été parfois trop minime et employée entièrement pour les besoins de l'étude micrographique et bactériologique. Dans la grande majorité des cas, nous avons observé la simple extinction du spectre causée par les pigments biliaires. L'ombre diffusait plus ou moins sur la gauche, dans le vert bleu, et cessait d'être perceptible, se rapprochant ou s'éloignant suivant les cas de 180-160. Neuf fois, nous avons observé des spectres portant des raies d'absorption. Ces neuf spectres peuvent être classés en trois catégories.

1° *Spectres à deux bandes.* — Ces spectres donnaient entre D et E les deux bandes d'absorption caractéristiques de l'oxyhémoglobine. Les biles examinées provenaient de six malades morts, l'un de néphrite interstitielle, le second de cancer stomacal, le troisième de cancer épiploïque avec ictère, le quatrième d'asystolie cardio-hépatique, les deux derniers de tuberculose pulmonaire.

Ces spectres étaient analogues à ceux qui ont été trouvés chez certains animaux par M. Henocque.

MM. Wertheimer et Meyer (1), dans un premier travail sur l'apparition de l'oxyhémoglobine dans la bile avaient signalé que l'intoxication par l'aniline et les toluidines donnait à la bile des animaux une coloration rouge manifeste et faisait apparaître dans le spectre biliaire les deux bandes de l'oxyhémoglobine ; quelque temps après, ils affirmèrent encore le passage de l'oxyhémoglobine dans la bile des animaux intoxiqués par des agents qui altèrent les globules du sang ou tués par le froid ; dans une troisième note enfin, ils attribuèrent le passage de l'oxyhémoglobine dans la bile cystique à un phénomène cadavérique. Cette humeur, grâce à son pouvoir dissolvant sur les globules rouges, irait au travers des parois cystiques exercer son action sur les hématies contenues dans les vaisseaux proches et se chargerait de leur matière colorante. Nous ne pensons pas que l'oxyhémoglobine de la bile ait cette origine. Sous la dépendance de l'état cadavérique, on la constaterait dans un grand nombre de nos cas, et on la verrait d'autant plus rare que la bile est plus fraîche. Or nous l'avons rencontrée aussi bien dans des biles prélevées peu de temps

chef de l'hôpital St-Antoine, qui a bien voulu mettre à notre disposition son spectroscope, pendant toute la durée de nos recherches.

(1) Wertheimer et Meyer. Ouvrages cités in *Archives de physiologie,* 1889-1890.

après la mort que dans des biles plus vieilles. L'examen histologique des vésicules ayant toujours été fait, il nous a été possible de voir sur les coupes que les vaisseaux qui parcourent la muqueuse sont toujours remplis de globules intacts quand la pièce a été fixée et coupée avec soin. La bile n'était jamais mélangée à du sang à cause de la façon dont nous procédions et qui nous était imposée par les nécessités de la recherche bactériologique. L'examen microscopique de la bile ne nous a d'ailleurs jamais montré de globules rouges, ni récents, ni altérés. Mais les cultures faites avec la bile dans tous ces cas ont été positives.

Faut-il voir dans ces faits une véritable hémoglobinocholie comme celle qu'ont décrite ensuite MM. Wertheimer et Meyer après injection d'hémoglobine, et la faire dériver ici d'une déglobulisation causée par l'affection même à laquelle les malades ont succombé ? Faut-il considérer ce phénomène comme purement chimique et se passant dans la masse biliaire aussitôt après la mort ? Faut-il accorder aux microorganismes, que ces biles contenaient, une influence sur la production de ces actions chimiques ? Nous ne savons pas.

2° *Spectres à trois bandes*. Dans deux cas, une fois chez une diabétique, morte de tuberculose pulmonaire, une autre fois, chez une tuberculeuse, nous avons observé, outre les deux raies de l'oxyhémoglobine, une bande plus diffuse, plus étalée occupant dans le vert bleu le siège donné par MM. Hayem (1), Winter (2), Tissier (3), comme propre à l'urobiline.

La présence de l'urobiline dans la bile, niée (4), par certains auteurs, a cependant été constatée maintes fois (5). M. le profes-

(1) HAYEM. *Du sang et de ses altérations anatomiques*. Paris, 1889.

(2) WINTER Recherche de l'urobiline dans la bile. *Société de biologie*, 1889.

(3) TISSIER. *Pathologie de la sécrétion biliaire*. Paris, 1889.

(4) KIENER et ENGEL. Sur les rapports de l'urobilinurie et de l'ictère. *Société de biologie*, 9 avril 1887 et 6 octobre 1888.

(5) THUDICHUM. Further researches on bilirubin and its compounds, in *Journal of the chem. Society*, 1875.

MAC MUNN. Researches into the colouring matters of human urine with an account of the separation of urobilin. *Proceedings of the Royal Soc. London*, 1880.

MAC MUNN. Observations on some of the colouring matters of bile and urine with especial reference to their origin. *Proceedings of the physiological Society*, 1885.

seur Hayem en a fait la recherche systématique, M. Winter l'a trouvée dans tous les échantillons de bile qu'il a examinés, et notre collègue Tissier, dans son ouvrage sur la pathologie de la sécrétion biliaire, au cours d'une très intéressante discussion sur la pathogénie de l'urobilinurie, a prouvé la richesse en urobiline de certaines biles.

Nous n'avons trouvé manifestement l'urobiline dans la bile que 2 fois sur 44 cas. Nous l'avons recherchée par les procédés recommandés par Tissier. Nous devons toutefois remarquer que, dans certains cas, alors que le petit spectroscope à vision directe nous avait fait croire à la présence de l'urobiline par un assombrissement notable du spectre entre le bleu et le vert, nous ne trouvions en portant la bile au grand spectroscope aucune bande appréciable : nous avons dans notre statistique rejeté les cas qui nous donnèrent cette illusion, quand la recherche chimique et un examen spectroscopique plus complet ne nous en ont point confirmé la réalité.

L'un de ces spectres à trois raies a été donné par la bile d'une diabétique morte de tuberculose. Une des observations de M. Winter, dans ses recherches sur l'urobiline dans la bile, a précisément trait à un diabétique tuberculeux.

3° *Spectres à quatre bandes.* — Une seule fois, chez une tuberculeuse, nous avons obtenu un spectre sur la signification précise duquel nous ne sommes pas fixé. Outre l'extinction des couleurs droites du spectre jusqu'au bleu, on comptait une bande à gauche de D, dans l'orangé (85-91), deux bandes assez proches l'une de l'autre entre D et E dans le jaune (115-120) (124-129), et une dernière bande à droite de E dans le vert (145-154) assez distante de la zone obscure terminale pour qu'on puisse apercevoir sur sa droite des rayons verts légèrement assombris.

Cette réaction spectrale diffère essentiellement de celle qui est donnée par le mélange de methémoglobine et d'oxyhémoglobine. Les raies moyennes très nettes, d'égale obscurité, rapprochées l'une de l'autre, relativement éloignées de D, ne répondent point aux bandes d'absorption de l'oxyhémoglobine. Elle est aussi différente du spectre de la cholohématine de Mac Munn à cause de la position respective des bandes et l'absence de l'ombre juxtaposée à D. S'était-il fait dans cette bile des produits d'oxydation analogues à ceux qu'étudièrent

Stokvis, Heynsius et Campbell (1), et qui donnèrent lieu à cette réaction spectrale complexe. Le liquide essayé était légèrement alcalin. Il contenait des micro-organismes. Nous ne pouvons actuellement prouver qu'ils soient les agents producteurs de la substance indéterminée qui se trouvait dans cette bile.

ÉTAT ÉLECTRIQUE. — Certains auteurs font mention d'un état électrique de la bile. Bouisson (2) et Fauconneau-Dufresne (3) rappellent à ce sujet les expériences de Bellengeri (4). Nous n'avons vu dans ces recherches aucun intérêt actuel. Tout autre est l'usage de l'électricité, dans l'étude de la bile, comme moyen de réaction. Haycraft et Scofield (5) l'ont employée avec succès dans leurs expériences sur la réduction et l'oxygénation des pigments de la série bilirubine. Ils ont ainsi mis à profit la production d'oxygène au pôle positif d'une pile pour oxyder la bilirubine et ses dérivés. On voit alors les pigments passer successivement d'un terme à l'autre de la série prenant chacun leur couleur propre.

(1) STOKVIS. Das Gmelin'sche Oxydations-product. der Gallenfarbstoffe. *Centralblatt für die medic. Wissenschaften*, 1872.

Der Uebereinstimmung der Urobilin mit einem Gallenfarbstoffe Oxydations producte. *Ibidem*, 1873.

HEYNSIUS et CAMPBELL. Die Oxydations-producte der Gallenfarbstoffe und ihre. Absorptions-Streifen. *Pfluger's Arch.*, t. IV.

(2) BOUISSON. De la bile, etc. *Loc. cit.*

(3) FAUCONNEAU-DUFRESNE. La bile et ses maladies. *Mémoires de l'Académie royale de médecine*, 1846.

(4) BELLENGERI. In electricitatem sanguinis, urinae et bilis animalium. *Mémor. della real. Acad. di Torino*, t. XXXI.

(5) HAYCRAFT et SCOFIELD. *Loc. cit.*

CHAPITRE II

Description micrographique de la bile cystique.

La bile physiologique est un liquide homogène coloré qui ne tient en suspension aucun élément figuré. A l'état pathologique et prise sur le cadavre la bile est tout autre : elle renferme des corps nombreux très variés de forme et de nature.

La bile a été depuis longtemps soumise à l'examen microscopique. Achille Mieg (1), en 1774, passe pour être le premier qui se livra à cette recherche. Les anciens micrographes examinant la bile avec des instruments moins perfectionnés et traduisant leurs impressions comme ils pouvaient, laissent très arides et confuses les descriptions de ce liquide. On ne comprend pas toujours exactement les corps dont ils signalent la présence, et l'identification de ce que nous voyons aujourd'hui avec ce qu'ils voyaient autrefois est souvent malaisée.

Weber (2) décrivit dans la bile des globules ronds et elliptiques plus petits que ceux du lait. De Blainville (3) y vit des granules graisseux et des plaques colorées en jaune. Le premier, il signala dans la bile « des animalcules de l'ordre des vibrions. »

Bouisson (4) publia en 1843, à Montpellier, un livre remarquable sur la bile. On y trouve une étude micrographique détaillée de cette humeur. Il ne fit malheureusement ses investigations qu'à un grossissement de 250 diamètres, ce qui ne lui permit point de différencier clairement les éléments multiples de ses préparations, ni de voir net-

(1) ACH. MIEG. Epistolae ad Hallerum. Bernae, 1774, vol. IV.
DELIUS. *Super bile humana observationes nonnullae microscopico-chimicae.* Erlangae, 1788.

(2) WEBER. *Anatomie des menschen*, t. I.

(3) DE BLAINVILLE. *Cours de physiologie générale et comparée.* Paris, 1833. t. III.

(4) BOUISSON. De la bile, etc. *Loc. cit.*

tement les cristallisations biliaires. Quant aux micro-organismes, ils lui échappèrent, car il met en doute l'existence des « animalcules » de de Blainville. « En résumé, dit-il, la bile soumise à l'inspection microscopique présente trois sortes d'éléments appréciables, le mucus sous forme de globules petits et arrondis, des plaques de matière colorante jaune, ordinairement amorphes et plus ou moins étendues : enfin des paillettes de cholestérine. Ces trois éléments sont variables : le plus constant et le plus évident est la matière colorante... ».

Mandl (1), dans son manuel, et Fauconneau-Dufresne (2) dans son mémoire sur la bile et ses maladies, n'apportent aucune notion nouvelle.

Ch. Robin (3), qui fut l'un des plus grands connaisseurs de la constitution intime du liquide biliaire, a laissé de cette humeur une analyse micrographique très exacte. Les auteurs qui l'ont suivi, ceux des articles des dictionnaires encyclopédiques contemporains (4) n'ont fait que la reproduire en ajoutant quelques détails. Les traités classiques de physiologie (Gorup-Besanez (5) Beaunis) (6) insistent peu sur la partie micrographique et ne signalent que les cellules épithéliales, les gouttelettes graisseuses, les granulations de phosphate de chaux et en bloc les sédiments pigmentaires.

Nous avons fait un grand nombre d'examens microscopiques de la bile cystique. Ces examens avaient pour but de rechercher les microbes pouvant exister dans ce liquide. Mais, outre les préparations faites à ce point de vue spécial, nous avons procédé à l'examen de la bile brute telle qu'elle venait de la vésicule. Aucune action ne pouvait se produire du fait d'agents chimiques surajoutés ; et comme l'examen était le plus souvent fait sur-le-champ, avant que des altérations du fait des agents physiques pussent avoir lieu, nous admettons que nos observations ont porté sur une bile identique à celle qui se trouvait dans la vésicule biliaire dans les moments qui suivent la mort. Les éléments qui étaient sur les lamelles ont été relevés dans chaque

(1) MANDL. *Manuel d'anatomie générale.* Paris, 1845.

(2) FAUCONNEAU-DUFRESNE. De la bile et ses maladies. *Loc. cit.*

(3) CH. ROBIN. *Leçons sur les humeurs*, 1874.

(4) LIEGEOIS. Art. Bile. *Dict. encyclop. des sc. médicales de Dechambre.* JACCOUD. Art. Bile. *Dict. Jaccoud.*

(5) GORUP-BESANEZ. *Traité de chimie physiologique*, 1880.

(6) BEAUNIS. *Nouveaux éléments de physiologie humaine*, 1888.

observation. C'est le résultat de ces constatations que nous produisons dans ce chapitre.

Le contenu de la vésicule biliaire est souvent complexe. Après la mort, le moindre attouchement de la vésicule suffit pour détacher des parcelles d'épithélium, qui forment de petits flocons. On y trouve, en outre, des composés divers sous forme de granulations très petites, d'amas amorphes ou de cristallisations nettes. On y voit encore des micro-organismes, qui seront l'objet d'une description spéciale. Tous ces éléments sont d'ordinaire d'autant plus nombreux que la bile est examinée à une heure plus éloignée de celle de la mort. La stagnation agonique de la bile, son défaut de circulation après la mort, sa consistance rendue en général plus épaisse par l'abstinence terminale des malades sont autant de causes qui favorisent la précipitation du mucus et des matières cristallines et pigmentaires.

Ces divers éléments peuvent être rangés sous deux chefs principaux : corps organisés et corps inorganisés. Les premiers comprennent les corps constitutifs de l'organisme même (cellules des tissus) et les êtres parasitaires ; les seconds forment la série nombreuse des produits d'élaboration des cellules, tels que les granulations et masses cristallines et pigmentaires.

Corps organisés. — *Cellules.* — Les débris cellulaires que contient la bile cystique proviennent presque uniquement du revêtement épithélial de la vésicule. Cet épithélium est identique à celui des culs-de-sac glandulaires éparpillés le long des voies biliaires. Il est cylindrique, ou mieux prismatique, nucléé, avec un plateau strié. Il repose, en couche unique, sur des lits superposés de cellules rondes, plus ou moins grosses, dont les dimensions vont en décroissant ; et il suit avec une continuité parfaite les sinuosités extrêmement nombreuses de la face interne de la vésicule. Celle-ci est ainsi transformée en une couche glandulaire continue. La multiplicité des replis villeux en augmente considérablement la surface.

Cet épithélium desquame avec une telle facilité qu'on éprouve souvent beaucoup de peine à faire des coupes histologiques intéressant toute l'épaisseur des parois cystiques et conservant intact cet épithélium délicat. Nous avons été satisfait ici de l'emploi de l'alcool absolu comme fixateur des éléments. La vésicule fraîche et maniée avec soin était mise en très petits fragments libres ou épinglés sur un bouchon dans l'alcool absolu ou au moins dans de l'alcool assez déshydraté pour ne pas troubler l'essence de girofle. Le lendemain, la pièce était suffisamment dure pour être coupée simplement ou incluse dans le collodion. Un des dessins représente une vésicule traitée de la sorte. Les inclusions dans la paraffine nous ont donné pour l'épithélium des résultats médiocres.

Ce sont les lambeaux de cet épithélium cystique que l'on trouve dans la bile. Ils forment des amas composés d'un plus ou moins grand nombre de cellules, qui se présentent de profil ou de face. Vues de profil, les cellules sont accolées les unes aux autres. Tantôt on n'en voit qu'une rangée parce que la couche épithéliale la plus superficielle seule s'est détachée ; tantôt on voit l'épithélium prismatique supporté par un substratum plus ou moins complet de cellules rondes. Vus de face, ces lambeaux ont l'aspect d'une mosaïque polygonale régulière : au centre de chaque élément est une aire circulaire qui, suivant la mise au point, paraît alternativement plus claire et plus sombre. Elle correspond sans doute à la surface courbe de la face cellulaire supérieure. Cette surface est convexe, car si l'on considère une cellule flottant librement dans la préparation, on voit que son plateau donne un profil convexe : il « champignonne » pour ainsi dire à l'extrémité de la cellule. Quelquefois ces débris épithéliaux conservent la forme même des tubes glandulaires qu'ils tapissent : ceux-ci se sont détachés en bloc et constituent de véritables manchons ayant gardé une disposition cylindroïde et une lumière centrale.

Souvent les cellules flottent isolées sous la lamelle. Elles sont munies d'un noyau occupant leur tiers inférieur. Elles portent un plateau granuleux et strié. Sur quelques-unes, il semble même que ce plateau soit surmonté de cils vibratiles, fait que Robin avait remarqué. Entre le plateau et le protoplasma cellulaire est d'ordinaire une zone claire, Elles se colorent bien par le picro-carmin avec élection carminée sur les noyaux, par l'éosine en totalité et par les réactifs courants.

Quand les cellules ont séjourné dans la bile, elles se modifient, deviennent granuleuses et s'effritent. Le noyau plus résistant finit par être libre et flotte dans la préparation, où il peut être pris pour un leucocyte, mais il ne subit pas l'action dissolvante rapide que la bile a sur les globules blancs. Modifiées, les cellules épithéliales affectent l'extrême variabilité de forme des épithéliums cylindriques desquamés. Leur base s'amincit, se recourbe en crochet ou bien prend l'aspect de prolongements flagellaires ; la cellule entière prend la forme d'une larme de verre, d'un clou ; le plateau se dissocie et ne forme plus qu'une petite houppe de granulations réfringentes. Parfois la cellule s'entr'ouvre et une gouttelette brillante fait hernie par l'ouverture. Elle peut même simuler des organismes inférieurs et montrer les altérations cellulaires décrites par M. le professeur Cornil (1) et que les récents travaux de notre collègue et ami Cazin (2) ont différenciées des psorospermies.

Comme éléments des tissus présents dans la bile, nous n'avons trouvé que ces cellules épithéliales : jamais nous n'y avons vu de cellules hépatiques.

Mucus. — On rencontre assez souvent, et cela surtout lorsque la bile n'est plus très fraîche ou qu'elle n'a pas été examinée immédiatement, des blocs de mucus revêtant toutes les formes possibles, remplis de granulations réfringentes et retenant à leur contact des masses cristallines nombreuses. Ils sont ordinairement colorés de la même façon que la bile, mais d'une nuance plus foncée. Ce fait les distingue des cellules épithéliales modifiées qui ne sont pas toujours colorées par la bile et qui semblent dans la préparation n'être teintées que parce qu'elles sont comprises entre des couches de liquide coloré.

Graisse. — Bien que tous les auteurs décrivent des gouttelettes graisseuses dans la bile, il est curieux de constater parfois leurs hésitations à cet égard. « Serait-ce ces corps qui en auraient imposé pour des taches graisseuses ? » dit Bouisson (3) au sujet d'éléments tout différents. Une discussion plus récente s'est élevée entre Virchow (4) et Rosenberg (5) au sujet de la circulation intermédiaire de

(1) CORNIL. *Bulletin de la Société anatomique*, 1891.

CAZIN. Contribution à l'étude des dégénérescences cellulaires. *Journal de l'anatomie et de la physiologie*, 1890.

(2) CAZIN. Des sporozoaires. *Semaine médicale*, 1891.

(3) BOUISSON. De la bile, etc. *Loc. cit.*

(4) VIRCHOW. La circulation intermédiaire de la graisse à travers le foie et la vésicule. *Virchow's Archiv.* Bd CXXIII.

(5) ROSENBERG. De la circulation de la graisse à travers le foie. *Ibidem.*

la graisse à travers le foie et la vésicule biliaire. Virchow admet le passage de la graisse dans la vésicule et sa résorption par l'épithélium vésiculaire. Rosenberg, expérimentant sur des chiens ne trouva pas à l'état normal de gouttelettes graisseuses à l'examen microscopique de la bile. Il ne put obtenir un résultat positif qu'après une alimentation graisseuse préalable et ne trouva de gouttelettes graisseuses que dans la partie superficielle de l'épithélium cystique. Nous n'avons pour notre part trouvé de gouttelettes graisseuses dans la bile que très rarement et presque exclusivement dans des humeurs altérées. Déjà, dans une étude sur la bile des tuberculeux, où M. Hanot (1) voulut bien nous prendre comme collaborateur, nous avons insisté sur ce point et dit d'où provenaient, à notre sens, les granulations graisseuses. Elles n'apparaissent, en effet, qu'après la fonte des éléments cellulaires et la dégénérescence du mucus dans la masse biliaire. C'est cette raison qui nous a fait classer la graisse parmi les éléments dont elle dérive. Nous croyons, en outre, que ces granulations graisseuses visibles au microscope dans les préparations de bile doivent être distinguées des matières grasses qui entrent dans la constitution chimique de la bile.

Parasites. — Les micro-organismes contenus dans la bile seront décrits au chapitre suivant.

Les champignons signalés par les auteurs ne s'y trouvent que lorsque cette humeur est déjà corrompue. Dans la bile récente, nous les avons vus très rarement sous forme de filaments mycéliens nets et touffus. Un examen fait tardivement a montré des levûres en voie de bourgeonnement actif. Une autre fois, chez un enfant né à 6 mois et demi et mort au bout de 18 jours, la prise du liquide cystique ayant été faite 10 heures après la mort, celui-ci contenait, outre des microbes nombreux, des corps ovalaires analogues au Paramæcium coli. Ils étaient munis d'une coque enveloppant un protoplasma granuleux et vacuolaire et entourée d'une zone de cils vibratiles. Ils se mouvaient par oscillations.

Nous ne signalerons que pour mémoire la présence dans la bile d'entozoaires et de leurs œufs. On a trouvé, en effet, dans les voies biliaires et dans le parenchyme hépatique, tant chez l'homme que

(1) Hanot et Létienne. Notes sur la bile cystique chez les tuberculeux, 1891. *Congr. de la tuberculose.*

chez les animaux, des lombrics, des hydatides, des douves, des tænias, etc.

Le Dr Cazin vient de signaler un parasite très intéressant trouvé par lui dans le foie de trois jeunes rats du Muséum appartenant à la même famille. M. Regnault prérenta récemment à la société anatomique des préparations de foies de rats contenant des œufs du même parasite (1). Nous n'insistons pas sur ces faits qui sortent du cadre de nos observations.

Corps inorganisés. — Aux éléments organisés constitutifs de l'organisme même sont mêlés en quantité variable des produits d'élaboration cellulaire, tels les cristaux divers et les pigments que l'on rencontre souvent à l'état figuré dans le liquide biliaire.

Ces corps sont normalement maintenus à l'état soluble, mais les moindres causes peuvent les précipiter de leur solution, c'est alors qu'ils apparaissent dans la bile. Il arrive même fréquemment qu'en portant une gouttelette de bile sous le microscope on n'y distingue tout d'abord que des éléments cellulaires au milieu d'un liquide homogène uniformément coloré en jaune pâle. La légère évaporation du liquide suffit bientôt à le concentrer assez pour que divers corps cristallins se forment et apparaissent sous l'œil de l'observateur.

Les pigments biliaires peuvent revêtir des formes cristallines très-variées. C'est la bilirubine seule qu'on trouve dans la bile récente qu'aucun obstacle n'a gêné dans son cours. La bilirubine dérive de la matière colorante du sang, c'est un point sur lequel l'accord est universel. Mais qu'elle soit un produit d'élaboration spécial à la cellule hépatique ou qu'elle puisse se former dans l'organisme sans le concours de cette dernière, la chose est encore discutée. Stadelmann (2), dans des pages remarquables sur les matières colorantes de la bile a réuni tous les éléments de cette discussion.

Dans la bile, on voit la bilirubine sous forme de cristaux aciculaires jaune orange, jaune brun, rouge rubis et de tables rhomboédriques isolées ou agminées de couleur orange ou rouge. Ces cristaux ont été

(1) Felix Regnault. Diagnostic histologique d'œufs de vers avec les sporozoaires dans la cirrhose du foie localisée aux conduits biliaires chez le rat. *Bulletins de la société anatomique*, novembre 1891.

(2) Stadelmann. *Der icterus und seine verschiedenen formen*. Stuttgard, 1891 (ouvrage très important).

jadis décrits par Virchow. Les analogies qu'ils ont avec les cristallisations hématoïdiques ont été depuis longtemps indiquées par Virchow et par Gübler. On rencontre aussi très souvent les plaques jaunes signalées par de Blainville, Robin, etc. Ces plaques sont constituées par des amas d'un jaune d'or plus ou moins foncé, composées de petites masses amorphes, mamelonnées, soudées en bloc. Elles ne sont point de la bilirubine pure, mais une combinaisou calcique de ce corps.

La biliverdine est toujours fort rare dans les biles récentes. Elle s'y montre sous l'aspect de paillettes, d'écailles, d'amas amorphes d'une teinte vert clair. Une fois nous avons vu la biliverdine ou plutôt un de ses combinés sous la forme d'un cristal bien accusé, prismatique, à extrémités peu régulières. La bile la plus récente qui ait donné de la biliverdine avait été prélevée 3 heures après la mort.

Parfois la bile contient des cristallisations violettes, dont on apprécie mal la forme même à de forts grossissements. Ces cristaux violets traités par l'acide sulfurique deviennent d'un noir intense.

Il est assez fréquent de voir des granulations noir brun extrêmement fines, animées de mouvements browniens et analogues à celles que l'on trouve de concert avec les calculs biliaires et la boue noire que contient la vésicule dans certains cas de lithiase biliaire.

Outre ces matières pigmentaires, on voit encore des aiguilles incolores de sels de soude, des cristaux incolores et réfringents de sels de chaux; enfin des cristaux parcellaires d'indigo.

Il faut attendre en général assez longtemps pour que la bile renferme des conglomérations ou des houppes rameuses de sels biliaires (glycocholate de soude) et des tables de cholestérine. Cette dernière donne les lamelles transparentes isolées ou superposées en assises régulières, si souvent décrites. Ch. Robin a déjà expliqué pourquoi la cholestérine tardait tant à se déposer. Elle n'est point, en effet, à l'état de simple solution ou de suspension dans le liquide biliaire. Elle y forme des combinaisons assez stables : il faut donc pour qu'elle se précipite que la bile ait déjà subi des modifications chimiques.

Tous les corps précédemment énumérés peuvent avoir été l'objet de transformations diverses quand on examine une bile vieille, ou contenant des micro-organismes, ou quand on la soumet à des réactifs chimiques appropriés ou bien quand des causes morbides, telles que l'obstruction des canaux biliaires ont amené une stase biliaire prolongée. En général, la bile est d'autant moins riche en cristallisations qu'elle est prélevée plus rapidement après la mort. Les cristaux de phosphate ammoniaco-magnésien, les gouttelettes huileuses, les précipitations d'acide gras (palmitique, stéarique) ne s'observent dans la bile qu'après un abandon relativement long.

Certains auteurs ont constaté de l'acide urique dans la bile et surtout dans les calculs biliaires (Stœckhardt (1), Marchand (2), Frerichs (3), etc.). L'affirmation de la présence de ce corps a toujours été faite avec une grande réserve par les auteurs. La chose paraissant étrange, on a admis comme douteuse la provenance des substances examinées, un calcul urinaire pouvant, par exemple, se trouver fortuitement dans une collection de calculs biliaires. Nous n'avons pas observé de faits semblables. Mais il est à remarquer que certaines cristallisations biliaires ont une telle analogie de forme, de groupement et de couleur avec les cristallisations uriques que sous le microscope on peut les confondre. Il nous est arrivé de soumettre des préparations de bile à l'examen de savants, dont la compétence en pareilles matières n'est plus à établir et de les voir hésiter entre un cristal biliaire et un cristal urique. La variété des formes dans lesquelles cristallise la bilirubine sans être aussi infinie que celle de l'acide urique est néanmoins fort grande. Des formes lancéolées, ovoïdes, des tables, des prismes à surfaces gauches, des aiguilles réunies en faisceaux, des houppes mélangées à des blocs cristallins d'autre forme appartiennent à la bilirubine et à ses composés comme à l'acide urique et aux urates. La même couleur fauve, orange nuance les cristaux de ces deux corps. On trouve d'ailleurs, chimiquement, l'acide urique dans le foie.

(1) STŒCKHARDT. *De cholelithis*. Leipziae, 1832.

(2) MARCHAND. *Journal für prakt. Chemie*, 1837 et 1839.

(3) FRERICHS. *Traité des maladies du foie. Loc. cit.*

CHAPITRE III

Examen bactériologique de la bile cystique.

La présence des micro-organismes dans la bile fut pour la première fois signalée par de Blainville (1). Il y vit des « animalcules de l'ordre des vibrions ». Après lui, les auteurs se bornèrent à relater le fait, l'infirmant pour la plupart.

Ch. Robin dans son traité du microscope et dans ses leçons sur les humeurs parle des vibrions et des bactéries de la bile, qu'il range parmi les Leptothrix, mais il rattache leur présence à la décomposition. Il ne les a point vues dans la bile fraîche et normale ; en effet, décrivant cette humeur chez des suppliciés, il écrit : « Elle ne présente ni les Leptothrix (bactéries) ni les vibrions que contient la bile de presque tous les cadavres au moment de l'autopsie ». On oublia ces détails, car aujourd'hui encore, l'idée contraire est admise. La bile, grâce à une action antiseptique spéciale, serait stérile, même au moment de l'autopsie.

M. le professeur Duclaux, dans son traité de chimie biologique signale à l'état normal chez les animaux la présence de micro-organismes venus de l'intestin dans la partie terminale du canal cholédoque.

Depuis cette époque, les doctrines microbiennes étant établies sans conteste en pathologie, les examens bactériologiques du liquide biliaire se sont multipliées. La plupart des investigations faites dans ce sens ont eu pour but de rechercher soit l'agent pathogène, cause d'une infection hépatique soit la trace du passage des micro-organismes à travers le foie au cours des affections générales, et dans

(1) De Blainville. *Cours de physiologie générale et comparée.* Paris, 1833.

les deux cas, de déterminer les lésions qui pouvaient être attribuées à ces microbes.

Notre intention en faisant les recherches qui vont suivre n'était point de traiter spécialement des infections biliaires. Nous renvoyons pour ce sujet aux travaux récents de MM. Chauffard, Netter, Gilbert et Girode, Charrin et Roger, Ernest Dupré (1), Pilliet, etc. Nous avons voulu simplement chercher les microbes existant dans la bile, au cours d'état pathologiques variés, considérant que l'apport de faits observés sans idée préconçue pouvait être de quelque utilité dans l'étude des affections du foie.

La bile normale, physiologique est privée de micro-organismes pathogènes ou non. Dans l'organisme malade au contraire, quelle que soit l'infection qui l'atteigne, la bile contenue dans la vésicule biliaire peut renfermer des microbes. Il est même fréquent qu'elle en renferme. Telle est la conclusion à laquelle nos expériences nous ont amené. C'est ce qu'a pour but de démontrer le présent chapitre.

Les sujets qui ont servi à nos investigations avaient succombé à des maladies très diverses. Ils n'étaient choisis d'aucune façon. La bile était prise systématiquement sur les cadavres au fur et à mesure qu'un décès se produisait dans le service.

La recherche des micro-organismes dans la bile a été faite au moyen de préparations de bile brute, non colorée, de lamelles soumises aux réactifs colorants usuels et de cultures faites sur divers milieux, dont les plus employés ont été le bouillon peptonisé, la gélatine et la gélose. Décrire par le menu la technique suivie, ce serait éditer les leçons que fait M. le Dr Roux à l'Institut Pasteur. Son cours, un des plus remarquables qu'il soit donné à un élève d'entendre, est actuellement dans les mains de la plupart de ceux qui s'adonnent aux études bactériologiques ; je me suis simplement appliqué à en suivre scrupuleusement les préceptes. Je n'insisterai donc que sur un point spécial : la prise de la bile sur le cadavre.

Au cours de cette étude, il importait de faire cette prise à des heures diverses après le décès. Dans toute une série de cas, elle eut lieu à un moment très rapproché de celui de la mort. Dans ces conditions, comme il était impossible de procéder à l'autopsie ou même à une

(1) E. DUPRÉ. *Les infections biliaires.* Paris, 1891.

investigation de quelque importance, la ponction capillaire offrit un moyen simple, d'effet insignifiant, d'usage courant dans la pratique médicale.

La ponction capillaire se fait avec la seringue à injections hypodermiques, mieux encore avec la seringue de MM. Straus-Collin, qui offre l'avantage d'une stérilisation convenable sans détérioration de l'instrument. Celui-ci doit être armé d'une aiguille longue de 8 cent. à 10 centim. et d'un calibre un peu plus fort que d'ordinaire. La difficulté est de ponctionner directement la vésicule. Il faut pour y réussir se rendre un compte exact de sa position.

Quel que soit d'ailleurs le mode d'abord de la vésicule, hors les cas d'autopsie complète, il est nécessaire de faire une exploration préalable de la région hépatique. Les points divers que les auteurs ont recommandé de relever pour déterminer la situation de la vésicule ne peuvent servir que dans un nombre très restreint de cas. La seule ligne de repère qu'il soit utile de connaître d'une façon précise est le bord inférieur, tranchant du foie. Or, si la direction générale et le dessin de cette ligne sont peu variables, son niveau est très inconstant. Il dépend naturellement du volume du foie. Si cet organe est petit, son bord est réfugié sous les fausses côtes ; s'il est volumineux, il avance plus ou moins dans l'abdomen : cela existe la plupart du temps.

Le corps étant étendu horizontalement sur la table d'amphithéâtre, le bord d'un foie assez volumineux pour déborder les fausses côtes se trouve rarement en contact immédiat avec la paroi abdominale. La tonicité des masses musculaires du tronc faisant défaut, le foie sollicité par la pesanteur, tombe : son bord antérieur et sa face convexe s'éloignent légèrement de la paroi abdominale. Celle-ci subit en outre une distension passive du fait du météorisme très fréquent de l'intestin. Au météorisme s'adjoint parfois une sérosité ascitique plus ou moins abondante. La vésicule biliaire participe à ce déplacement, qui la porte sur un plan plus profond que chez le vivant. De plus, entre la vésicule et la paroi se placent assez souvent des anses intestinales et des masses épiploïques, surtout quand l'épiploon est épais, surchargé de graisse. Pour ces raisons, la percussion ne peut donner que des résultats approximatifs. La palpation est plus sûre. Sur le cadavre (avant la rigidité cadavérique s'entend), la résolution musculaire est complète et avec un météorisme modéré et une adipose sous-cutanée moyenne, on peut assez facilement sentir le bord du foie et même l'encoche vésiculaire.

Si l'encoche vésiculaire est perçue, on ponctionne à un centimètre environ du sommet de l'angle rentrant formé par elle et dans cet angle, en dirigeant l'aiguille obliquement de droite à gauche, d'avant en arrière et de bas en haut. C'est dire que le cadavre étant étendu, on dirige l'aiguille vers les corps vertébraux en tâchant de suivre la face inférieure du foie sur laquelle la vésicule est appliquée. Il faut donc passer au-dessous du bord du foie de façon à ce que l'aiguille ne traverse pas son parenchyme. Ce point est important pour les raisons suivantes : la vésicule n'est pas souvent distendue. Maintes fois elle ne fait pas saillie au niveau de l'encoche, elle est complètement dissimulée dans sa loge, elle y est presque vide, flasque, plissée. Si alors on n'a plus le parenchyme hépatique pour guide, si on ne sent plus quand l'aiguille y pénètre, on ne parvient pas à mener l'entreprise à bonne fin. Il faut recommencer l'exploration, tâtonner, c'est-à-dire risquer de ne plus être en état d'asepsie. Il faut donc procéder avec lenteur et sûreté. Il est bon de se munir de deux seringues prêtes et conservées stériles dans des tubes à essai. On met dans ces tubes soit un mélange de chloroforme et d'alcool absolu où baigne l'aiguille, soit de l'alcool pur de façon à pouvoir reflamber l'instrument en cas de fausse manœuvre. Quand l'aiguille a pénétré dans la vésicule et assez avant vers le col cystique, on fait l'aspiration lentement ou en attirant le piston par degrés successifs.

Si minutieusement qu'il soit appliqué, ce procédé offre certains inconvénients qu'il est impossible de prévoir. Il ne donne de résultat bien satisfaisant que sur des vésicules mi-distendues par une bile suffisamment fluide. Il arrive que la bile trop visqueuse ne passe pas aisément par l'aiguille trop exiguë, qu'un flocon muqueux bouche le fin trocart, qu'on se perde dans les organes ; et de plus, on n'a qu'une quantité de bile minime, suffisante pour faire des ensemencements, mais insuffisante pour d'autres examens.

Aussi toutes les fois que l'autorité administrative ou les délais réglementaires permettront de faire une investigation meilleure, aura-t-on recours aux procédés suivants : Incision, et ponction directe de la vésicule avec des pipettes préparées, ou mieux encore, incision et ablation de la vésicule qu'on peut alors emporter au laboratoire et manier à son aise.

L'incision doit être précédée de l'exploration du bord tranchant du foie comme il a été indiqué plus haut. On incise au niveau de l'encoche, ou si celle-ci n'est pas perçue, sur une ligne passant par l'angle saillant de la pièce chondrale commune aux dernières côtes. L'incision est faite parallèlement au bord du foie et au-dessous de ce bord. La faire sur le bord même conduit toujours trop haut, sur le foie qu'il faut alors récliner pour apercevoir la vésicule. Il va sans dire que je préconise cette incision indépendamment de toute préoccupation chirurgicale. Je n'ai eu en vue que d'aborder la vésicule le plus vite et le plus sûrement possible et de la saisir sans exploration manuelle d'aucune sorte.

Cette incision doit être faite soigneusement et lentement couche par couche, de façon à ne pas ouvrir brutalement la cavité abdominale. Lorsque l'ouverture est faite, on en écarte les bords avec deux écarteurs flambés. On aperçoit alors le fond de la vésicule. On le saisit avec une pince pour l'attirer au dehors, puis avec une longue pince hémostatique à crans d'arrêt (analogue à celle dont on se sert pour les ligaments larges dans l'hystérectomie vaginale), on suit la face adhérente au foie en s'efforçant d'approcher de la région du col cystique. Il est souvent utile de détruire l'adhérence normale de la vésicule avec des ciseaux maintenus fermés et dont on emploie le bord mousse. Cela fait, on coupe au-dessus de la pince et on enlève le tout qu'on place sur-le-champ dans une compresse stérile ou qu'on suspend dans un vase flambé. Lorsqu'on ne peut enlever la vésicule on l'attire simplement avec une pince, on stérilise avec un poinçon rougi la surface de la paroi, et on fait la prise de bile avec une pipette stérilisée. Il convient, dans ce cas, de ne pas trop effiler la pipette à cause de la viscosité de la bile.

Sur les vésicules extraites les moyens employés ont été les suivants. La surface vésiculaire était stérilisée au poinçon rougi. Le stérilisateur doit être bien rouge, car lorsque la température est insuffisante, il se produit une coagulation qui fait adhérer la paroi au poinçon et la vésicule se chiffonne, ce qui constitue un contre-temps. On prélevait ensuite une pipette de bile pour les ensemencements et les examens microscopiques. Deux pipettes étaient ensuite remplies, scellées à la lampe et conservées pour des recherches ultérieures. La bile restante servait aux observations physiques. La vésicule ouverte était ensuite examinée ; un fragment jeté dans l'alcool absolu, un autre était épinglé dans le liquide de Müller pour les coupes histologiques.

Sur les 55 biles étudiées dans ce travail, 42 ont été soumises à l'examen bactériologique.

Un certain nombre d'entre elles ont donné lieu à des cultures positives, les autres sont restées stériles. On trouvera à la fin de cette étude les observations relatives à ces dernières. Parmi les biles renfermant des micro-organismes, les unes n'en contenaient qu'une seule espèce, les autres en contenaient plusieurs. Les expériences sont arbitrairement groupées d'après cette donnée. Nous n'attachons du reste aucune importance à cette classification ; nous ne prétendons pas avoir relevé toutes les espèces microbiennes existant dans les biles essayées, certaines d'entre elles ayant pu passer inaperçues.

Biles mono microbiennes

Observation I

Obs. clinique (résumée). — P..., Victor, cocher, âgé de 53 ans, entre le 2 mars 1891 dans le service de M. Hanot, hôpital St-Antoine, salle Magendie, n° 10.

Antécédents héréditaires. — Père mort de pneumonie ; mère morte à 83 ans, arthritique. Une sœur morte de tuberculose pulmonaire.

Antécédents personnels. — Pas de scrofule. A 7 ans, rhumatisme articulaire aigu. Jusqu'à 21 ans, attaques de rhumatisme fréquentes. A 28 ans, accès de dyspnée nocturnes. Jusqu'à 38 ans, 4 à 5 grandes crises dyspnéiques chaque année. A 49 ans, œdème des membres inférieurs. A 53 ans, bronchites fréquentes, gêne respiratoire presque continue, cyanose, affaiblissement. Pas d'alcoolisme, pas de syphilis.

2 mars 1891. Dyspnée, cyanose, subictère ; anorexie ; insomnie.

Arythmie cardiaque très marquée. Souffle morbide difficilement appréciable à la pointe. Pas de pouls veineux. Pouls radial petit, très irrégulier.

Respiration saccadée, expectoration sanguinolente. Congestion pulmonaire intense.

Foie très volumineux dépassant de cinq travers de doigt les fausses côtes. Pas de matité splénique.

Urines peu abondantes : 500 c. c. Très chargées de sels, légèrement albumineuses, ne donnant pas la réaction de Gmelin. Urobiline en grande quantité: Urée : 7 gr. 50 en 24 heures.

Le 5. Dyspnée : R. 44. Cyanose de la face et des extrémités. Pouls filiforme. Urines : 100 c. c. Mort.

AUTOPSIE. — Liquide ascitique peu abondant fortement coloré en jaune. Cœur : 380 gr. Péricardite ancienne, hypertrophie ventriculaire droite pariétale et cavitaire, dilatation auriculaire. Valvule mitrale très rétrécie et incrustée. Valves aortiques épaisses, peu souples.

Poumons : très congestionnés, noyaux de broncho-pneumonie, emphysème marginal.

Foie : 1250 gr. Tissu résistant, aspect muscade.

Rate : 170 gr. Dure, sclérosée ; plaques de périsplénite.

Reins : Droit : 175 gr. ; gauche : 160 gr., kystiques, scléreux

Cerveau : Foyer ocreux linéaire dans le noyau lenticulaire gauche, n'intéresse pas la capsule interne.

EXAMEN HISTOLOGIQUE ET BACTÉRIOLOGIQUE. — *Foie.* Cirrhose modérée, ayant déterminé l'épaississement du tissu conjonctif au niveau des espaces portes, d'où partent parfois de petites travées scléreuses s'enfonçant dans l'intérieur du lobule, mais ne parvenant pas jusqu'au centre. Cette cirrhose n'est pas assez prononcée pour former une coque périlobulaire ininterrompue, ni même enserrer des territoires lobulaires partiels.

Le parenchyme hépatique offre à un haut degré les lésions du foie cardiaque. Chaque espace porte est devenu le centre d'un îlot de cellules hépatiques d'apparence normale. La veine centrale est isolée et entourée de rayons où la dissociation cellulaire est extrême. Là, les travées hépatiques disloquées sont méconnaissables. Les cellules ont leurs contours apparents, mais très irréguliers. Elles paraissent être jetées sans ordre les unes à côté des autres. Le protoplasma est segmenté et forme des blocs inégaux et en nombre variable. Un de ces blocs très faiblement coloré par le carmin semble être le noyau de la cellule. En certains points, les cellules sont converties en un réticulum vague prenant une teinte uniforme rosée et contenant quelques leucocytes dans ses mailles. On y voit encore quelques masses cristallines jaune d'or. Parfois un lobule entier a été le siège d'une congestion extrême, d'une apoplexie. Les trabécules hépatiques sont alors distendus par des globules sanguins parfaitement reconnaissables. Les travées sont laminées, les cellules aplaties ne forment plus qu'un réseau très grêle. Les foyers apoplectiques siègent au centre du lobule.

La vésicule biliaire est normale. Pas de microbes sur les coupes.

Bile. — Prélevée 25 minutes après la mort, elle a une couleur brun jaune à reflets verdâtres. L'examen microscopique y montre des cellules épithéliales à plateau strié, des formes diverses de dégénération cellulaire, des cristaux bruns aciculaires, très petits et un cristal prismatique transparent. Pas de micro-organismes dans la bile brute, ni dans les préparations colorées par les méthodes de Kühne, Lœffler, Ziehl.

Ensemencements sur bouillon, gélatine, gélose le 5 mars. Bouillon uniformément trouble le 7 mars; réensemencé sur agar, il donne des points confluents d'une couleur blanc de cire, crémeux, faisant une légère saillie.

Gélatine: Trouble léger le long de la piqûre. La culture ne s'était pas développée le 10 mars, et réensemencée sur gélatine inclinée, elle ne donne aucune colonie : résultat considéré comme nul.

Gélose : Colonies punctiformes blanchâtres, qui le 13 mars étaient devenues confluentes.

Examen microscopique des nouvelles cultures : forme staphylococcienne constante.

Le 8 avril, les cultures réensemencées sur milieux neufs, donnent encore du staphylococcus albus.

RÉSUMÉ. — *Rétrécissement mitral, asystolie hépatique. Foie cardiaque. Bile contenant du staphylococcus albus.*

OBSERVATION II

OBS. CLINIQUE (due à l'obligeance de M. le Dr MERKLEN, et recueillie par notre collègue et ami M. CAUTRU). — G..., Auguste, déménageur, âgé de 32 ans, entre le 10 janvier 1891 dans le service de M. Merklen, hôpital St-Antoine, salle Axenfeld, n° 4.

Diagnostic à l'entrée : Endopéricardite chez un malade présentant de l'œdème des membres inférieurs avec lymphangite probablement gangreneuse de la jambe gauche, un état subictérique et une augmentation du volume de la rate, des épistaxis avec crachats sanguinolents sans que l'auscultation révèle de foyer pulmonaire. Diagnostic vraisemblable : Phlegmon diffus avec endocardite infectieuse. Diarrhée avec incontinence des urines et des matières fécales. Pas d'albumine.

Le malade parle d'un traumatisme de la jambe, mais sans détails précis, ses réponses manquent d'ailleurs de netteté. Antécédents alcooliques manifestes. Traitement : Sulfate de quinine, salicylate de bismuth et naphtol.

Marche et complications : 13 janvier, ouverture de la face dorsale du pied au thermo cautère. Pas d'albumine.

14 janvier. Temp. matin 39°,6, soir 39°,2. Etat typhoïde. Souffles cardiaques orificiels. Râles sous-crépitants à la base des deux poumons. Selles non décolorées.

Le 18. Amélioration. Température revenue à la normale.

7 février. Recrudescence de l'ictère. On constate une augmentation du foie qui mesure 15 centim.

Les jours suivants, aggravation continue, symptomatologie de l'ictère grave. Délire, collapsus. Mort le 12 février.

AUTOPSIE. — A l'ouverture de l'abdomen, on trouve deux litres environ de liquide ascitique. Poumons : atélectasie des deux lobes inférieurs. Cœur, rien de notable. Cerveau normal. Rate énorme pèse 540 gr. Reins ont une teinte jaunâtre ictérique. Le foie pèse 1820 gr. Il a l'aspect du foie cirrhreux de Laënnec. La vésicule biliaire est distendue, remplie d'un liquide visqueux, franchement hémorrhagique. Il existe près du col une sorte d'exulcération superficielle recouverte d'un enduit sanguinolent.

EXAMEN HISTOLOGIQUE ET BACTÉRIOLOGIQUE. — *Foie.* Cirrhose extrêmement marquée et très dense. Les travées scléreuses sont très riches en néo-canalicules biliaires. Le parenchyme hépatique sain est réduit à des petits îlots irréguliers.

Les coupes de la vésicule au niveau du point exulcéré ne présentent rien d'appréciable, mais la fixation de la pièce a été défectueuse et on n'y voit pas d'épithélium. Pas de microbes sur les coupes.

Bile. — Prélevée 24 heures après la mort. Elle contient des cellules épithéliales, des cristaux jaunes, des granulations pigmentaires nombreuses et des amas d'un mucus dense; en outre des cocci mobiles et nombreux.

Ensemencements sur bouillon, gélatine et gélose faits le 13 février. Tous les milieux avaient donné le 15 des cultures positives où l'examen microscopique ne révéla que des formes staphylococciennes. Réensemencées, elles donnèrent encore des cultures pures de staphylococcus albus.

RÉSUMÉ. — *Cirrhose atrophique. Phlegmon du pied. Ictère devenu grave. Bile contenant du staphylococcus albus.*

OBSERVATION III. (HANOT et LÉTIENNE. *Loc. cit.*)

OBS. CLINIQUE (résumée). — R..., Alexandre, ajusteur, âgé de 49 ans, entre le 17 février 1891, dans le service de M. Hanot, hôpital St-Antoine, salle Magendie, n° 20.

Antécédents héréditaires nuls. Pas d'accidents strumeux dans l'enfance. En 1888, chagrins. Au commencement de 1890, affaiblissement, anorexie, vomissements. En 1891, lésions tuberculeuses, cavernes à droite, infiltration à gauche. Mort le 26 février.

AUTOPSIE (résumée). — Cavernes aux deux sommets, tubercules crétacés. Pas de tubercules du foie. Vésicule normale.

EXAMEN HISTOLOGIQUE ET BACTÉRIOLOGIQUE. — *Foie.* Pas de cirrhose. Surcharge graisseuse notable. Les cellules hépatiques graisseuses sont disséminées par tout le lobule avec une légère prédominance à la périphérie. Le protoplasma cellulaire est grenu ; il ne contient pas de granulations pigmentaires ni cristallines : le noyau se colore bien. Les gros canalicules biliaires ont leur épithélium normal. Pas de microbes sur les coupes, pas de bacilles tuberculeux.

Bile. — Prélevée 45 minutes après la mort. Elle contient des cellules épithéliales, des amas jaunes, arrondis, soudés en bloc, et donnant lieu à une effervescence sous l'action des acides ; des cristaux très petits, hérissés, des aiguilles agminées et incolores de sels de soude et quelques paillettes d'indigo. On ne voit pas de microbes sur les préparations.

Ensemencements sur bouillon, gélatine, gélose. Les tubes de bouillon et de gélatine sont restés stériles. Les tubes d'agar et une boite de Petri ont donné des cultures de staphylococcus albus.

Résumé. — *Tuberculose pulmonaire. Foie gras, non cirrheux. Bile contenant du staphylococcus albus.*

Observation IV

Obs. clinique (résumée). — C..., Antoine, sans profession, âgé de 63 ans, entre le 18 mars 1891 dans le service de M. Hanot, hôpital St-Antoine, salle Magendie, n° 31.

Antécédents héréditaires. — Père mort dans un accident. Mère morte à 74 ans. Ni frères, ni sœurs.

Antécédents personnels. — Pas de maladies de l'enfance. A 12 ans, fièvre typhoïde ; à 20 ans, blennorrhagie. Pas de syphilis, pas d'alcoolisme. Depuis dix ans, oppression habituelle à la suite des efforts prolongés. Il y a deux ans, paraplégie qui ne dura que quelques jours. En janvier 1891, étouffements fréquents, dyspnée nocturne. Toux quinteuse. Amaigrissement. Le 18 mars, aspect cachectique. Pas d'œdème malléolaire. Pouls régulier, mais petit. Pas d'hypertrophie cardiaque notable ; pas de souffles orificiels. Congestion marquée des deux bases pulmonaires. Toux amenant parfois des vomissements. Foie volumineux, déborde les fausses côtes de 3 travers de doigt, douloureux à la pression. Anorexie, douleurs épigastriques, selles régulières.

Les urines ont un dépôt uratique assez abondant ; elles sont franchement albumineuses et renferment de l'urobiline.

Le 20 mars, dyspnée : R. 48, angoisse. Temp. : 36°,8, Pouls petit, régulier : 118. Suffocation, mort.

Autopsie. — Un peu de liquide ascitique.

Œdème pulmonaire généralisé. Pas de tuberculose.

Cœur : 400 gr. Plaques de péricardite ancienne. Pas de lésions valvulaires appréciables.

Rate très petite : 57 gr. Intestin normal, estomac légèrement dilaté. Cerveau normal.

Rein droit : 190 gr., dur, bosselé, congestionné. Rein gauche : 210 gr., porte un kyste près du hile.

Foie pèse 1700 gr., assez volumineux, marbré de petites taches jaunâtres. Vésicule renfermant des concrétions biliaires. (V. Bile.)

Examen histologique et bactériologique. — *Foie.* Espaces portes normaux. Canalicules biliaires ont leur épithélium normal. Dilatation des veines sus-hépatiques ; celles-ci sont nettement accusées par une zone de tissu conjonctif fibrillaire. Quelques cellules hépatiques sont surchargées de graisse, mais elles sont assez rares. Les travées hépatiques sont régulières.

Bile. — Prélevée 42 heures après la mort.

La vésicule biliaire a son volume normal. Ses parois extérieures sont teintées de jaune par transsudation de la matière colorante biliaire. La bile est orange rouge foncé. Elle est plus fluide que de coutume, à peine visqueuse. Elle contient un calcul de couleur noire à reflets verts très sombres. Ce calcul est de la grosseur d'une noisette, il a une forme extrêmement irrégulière ; il est hérissé d'aspérités denticulées et aiguës. Une multitude de petits graviers noirs des dimensions d'un grain de mil, se trouve dans la bile. Ces graviers sont anguleux, irréguliers, assez durs, mais se laissant écraser sous une pression modérée. Ils semblent formés de mucus concret mélangé à du pigment noir. Dans le dépôt biliaire est encore une poussière noire de granulations très fines. La paroi intérieure de la vésicule est veloutée et ne porte pas traces d'ulcérations. Pas de microbes sur les coupes.

La bile brute renferme des cocci mobiles souvent accouplés deux à deux. Les ensemencements furent faits le 23 mars. Seul, le bouillon est trouble le lendemain. Le 25 mars, la gélatine est liquéfiée dans les parties supérieures des tubes ; une boîte de Petri (gélatine) est complètement liquéfiée. L'agar est resté stérile.

Les cultures sont celles du staphylococcus albus. Réensemencées, elles donnent le même micro-organisme. Le 13 avril, des cultures de staphylococcus albus sur agar provenant de réensemencements du bouillon primitif montrent quelques points jaune d'or. Ceux-ci ont augmenté de nombre les jours suivants. Ces colonies jaunes réensemencées donnent des cultures blanches. Examinées en gouttes suspendues, ces cultures montrent des micrococci mobiles, libres, ou accolés deux à deux en formant de petits amas. Ils se réunissent parfois pour former des chaînettes assez longues. On n'y voit pas d'autres formes bactériennes. Sur les préparations colorées, elles donnent les groupements du staphylocoque. Les cultures blanches et jaunes sont identiques sous le microscope. (Les changements de couleur sont fréquents dans les races staphylococciennes.)

Résumé. — *Albuminurie. Œdème aigu du poumon. Dilatation des veines sus-hépatiques. Foie légèrement gras. Bile contenant du staphylococcus albus.*

Observation V

Obs. clinique. (Evolution de lésions amyloïdes.) — C..., Georges, garçon de cuisine, âgé de 27 ans, entre à l'hôpital St-Antoine, le 12 janvier 1891, dans le service de M. Hanot, salle Magendie, n° 19.

Le malade ne peut donner de renseignements sur ses parents qu'il a perdus dans son enfance.

Pas d'antécédents personnels scrofuleux. Rougeole dans ses premières années; fièvre typhoïde à 20 ans, 5 ans après son arrivée à Paris. Pas d'alcoolisme avoué ou manifeste.

En mai 1888, à la suite d'un refroidissement, le malade eut une bronchite qu'il négligea, il continua à travailler malgré la perte rapide de ses forces. En juin 1889, une hémoptysie l'obligea à s'arrêter. Cette hémoptysie dura une demi-journée. Le sang était très rouge, rendu avec des quintes de toux. Pendant un mois, le malade resta alors à l'hôpital de la Charité qu'il quitta pour reprendre son travail, toussant et crachant toujours, surtout le matin. L'hiver le ramena à l'hôpital Andral, et depuis lors, le malade s'est traîné sans accidents aigus, sans cracher de sang, mais fatigué par la toux, l'expectoration, les sueurs nocturnes, amaigri et sans force. Son état s'aggravant, il entra à St-Antoine.

Le malade est pâle. Il est de haute stature ; blond, ses iris sont bleus. Abattu et triste, il répond par bouts de phrases et l'on a grand'peine à lui faire raconter son histoire. La toux est fréquente, surtout la nuit et le matin ; l'expectoration est abondante, muco-purulente, sans odeur particulière.

L'examen de la poitrine donne les résultats suivants :

A droite. — En avant : au sommet, submatité, inspiration amoindrie, expiration prolongée, râles sous-crépitants ; à la base, sonorité normale, inspiration forte, humée, saccadée, supplémentaire, expiration normale.

En arrière : dans la fosse sus-épineuse, souffle pendulaire accompagné de gargouillement, retentissement de la voix et de la toux ; dans la fosse sous-épineuse, submatité, murmure vésiculaire masqué par des râles sous-crépitants ; à la base, sonorité, inspiration et expiration normales.

A gauche. — En avant : au sommet, matité, murmure vésiculaire remplacé par un souffle de va-et-vient avec gargouillement ; retentissement de la voix et de la toux ; à la base, élévation de la tonalité à la percussion, inspiration et expiration diminuées d'intensité ; râles sous-crépitants exagérés par la toux.

En arrière : au sommet, matité, souffle pendulaire, gargouillement ; dans la fosse sous-épineuse, submatité, inspiration diminuée, expiration soufflante, râles sous-crépitants ; à la base, sonorité normale, inspiration et expiration amoindries.

Les bruits du cœur sont normaux. Le pouls est régulier : 80.

L'appétit est nul, le ventre est souple, non douloureux.

Pas de fistule à l'anus. Pas de lésions épididymaires.

Le foie ne dépasse pas les fausses côtes. Les urines ne contiennent ni sucre, ni albumine.

18 janvier. Même état, insomnie persistante.

Le 19. Ce matin, hémoptysie (100 gr. environ).

Le 25. Légère amélioration. Le malade mange un peu. Les urines sont devenues très abondantes. Elles atteignent 4 litres quotidiennement. L'acide nitrique y donne un léger précipité albumineux.

Le 27. Le malade boit chaque jour deux litres de lait et un pot de tisane. Les urines sont toujours abondantes et pâles. Le dosage au tube d'Esbach donne 0 gr. 50 d'albumine par litre.

17 février. Urines abondantes et albumineuses; le malade donne en moyenne 5 litres par jour; aujourd'hui, le volume atteint 7 litres. Diarrhée depuis quelques jours. La température qui n'a jamais jusqu'ici dépassé 38°, s'est élevée à 39°.

Le 20. Diarrhée persistante. Ventre ballonné. T. soir : 39°.

Le 24. La diarrhée a cessé. Le taux de l'urine se maintient entre 6 et 7 litres.

Le 25. Le malade se plaint depuis plusieurs jours de douleurs dans tout le membre inférieur droit. Elles s'exagèrent à la moindre pression et rendent la marche absolument impossible. T. matin : 38°. T. soir : 39°.

2 mars. Les douleurs du membre inférieur droit persistent. Appétit nul. 6 litres d'urine par jour. Albumine.

Le 5. Les douleurs s'amendent par des injections de morphine.

Le 12. Les urines diminuent ; elles se maintiennent à 4 litres 1/2.

Le 14. Diarrhée. Œdème bimalléolaire.

Le 18. Œdème des membres inférieurs. Diarrhée persistante. Ballonnement du ventre. T., matin : 38°. T., soir : 39°.

La quantité d'urine est de 3 litres.

Le 23. Prostration progressive. Marasme.

Le 27. Mort.

AUTOPSIE. — Les deux poumons sont adhérents à la plèvre costale. Les bases sont le siège d'une congestion intense. Les deux tiers supérieurs sont creusés de cavernes multiples, remplies de pus.

Poumon droit : 1,040 gr. Poumon gauche : 1,025 gr.

Le cœur a des parois normales. Ses cavités droites et gauches sont occupées par des caillots blancs et rouges. Pas de lésions orificielles. Circonférence aorte : 7 centim. Circonférence pulmonaire : 8 centim. 1/2. Poids du cœur vide : 250 gr.

Rein droit, assez volumineux, pèse 212 gr. La substance médullaire est uniformément blanc jaunâtre. Le rein gauche a le même aspect que le précédent, mais moins accentué. Il pèse 200 gr. La rate est grosse, assez consistante : 310 gr.

Sur la terminaison de l'intestin grêle, on remarque une congestion uniforme des tuniques, et des amas confluents de follicules ulcérés ; il n'y a pas de grandes ulcérations intestinales.

Le foie pèse 1,940 gr. A sa surface, se voient quelques plaques colorées, sortes d'ecchymoses diffuses, au milieu desquelles sont des îlots d'une couleur blanc jaunâtre.

A la coupe, le parenchyme paraît finement grenu. Les taches ecchymotiques s'enfoncent dans le tissu hépatique et forment des blocs irréguliers, diffus, noirâtres.

La vésicule biliaire contient 15 c. c. d'une bile jaune orange très foncée, visqueuse, de réaction alcaline.

Les centres nerveux, la moelle, ne présentent aucune lésion macroscopique. Le nerf sciatique droit (côté malade) paraît être légèrement diminué de volume; il conserve mal sa forme cylindrique et est plus mince que celui de l'autre côté.

Examen histologique et bactériologique. — *Foie*. Les préparations histologiques montrent une dégénérescence amyloïde diffuse et totale du parenchyme hépatique. Il ne reste plus que quelques portions de trabécules hépatiques dans chaque lobule. Les cellules sont perdues dans la masse amyloïde. Leur forme est irrégulière. Elles sont chargées de granulations pigmentaires qui aident d'ailleurs à les distinguer. Parmi les cellules hépatiques restantes, quelques-unes sont surchargées de graisse. Elles ont souvent 2 et 3 noyaux. La paroi interne des vaisseaux est extrêmement épaisse, transformée en véritables bandes de tissu amyloïde, envoyant des bourgeons dans la lumière du vaisseau. Certains vaisseaux sont complètement oblitérés par un bloc amyloïde; dans quelques autres, la matière amyloïde s'est fragmentée (probablement artificiel). Dans les grands espaces, les canalicules biliaires ont conservé leur aspect normal; dans les petits espaces portes, ils sont à peine visibles. On trouve sur les coupes quelques tubercules isolés dans la masse amyloïde.

Les préparations du rein montrent que la dégénérescence amyloïde a porté surtout sur les glomérules.

Bile. — La bile prélevée 9 h. 30 après la mort est ensemencée le 2 avril. Les cultures habituelles sont restées négatives. Un tube de gélatine, qui intentionnellement avait reçu une quantité considérable de bile (dix gouttes) est devenu vert le 9 avril. La bile dans le principe était jaune orange foncé. Le 13 avril, il portait des grains de diverses dimensions qui furent réensemencés sur gélatine inclinée. Les jours suivants, de petits points grenus blanchâtres apparurent sur les nouvelles cultures. Le 21 avril, ils étaient assez confluents pour former une nappe continue. Le 28 avril, les cultures étaient dans le même état sans liquéfaction. Le 30 avril, autour des cultures on remarqua une zone pelliculaire irisée. En même temps, elles devenaient odorantes (odeur de fromage encore comestible). Pas de liquéfaction de la gélatine. La culture sur gélatine de ce micro-organisme est blanchâtre, ridée. Elle est assez adhérente : quand on veut en enlever un fragment pour l'examen, le fil spatulé détache d'assez grandes écailles. L'examen microscopique montre un staphylocoque plus gros que les types pathogènes communs.

Résumé. — *Tuberculose pulmonaire. Dégénérescence amyloïde du foie et des reins. Tuberculose hépatique. Bile contenant un staphylocoque non liquéfiant, à gros grains.*

Observation VI

Obs. clinique (recueillie par M. Kahn, externe du service). — G..., Louis, âgé de 20 ans, maçon, entre le 2 février 1891, à l'hôpital St-Antoine, service de M. Hanot, salle Magendie, n° 13.

Antécédents héréditaires. — Mère, morte d'une fluxion de poitrine.

Père bien portant. Deux frères en bonne santé.

Antécédents personnels. — Aucune trace de scrofule. La seule maladie qu'il mentionne est une « fluxion de poitrine » contractée à l'âge de 11 ans. Il est d'ailleurs peu explicite à ce sujet. Il se rappelle seulement être resté un mois au lit.

Originaire du Puy-de-Dôme, il est venu à Paris, il y a 7 mois, pour exercer le métier de maçon. Jusqu'à la semaine dernière, sa santé s'est maintenue excellente. Très robuste, il accomplissait les besognes les plus pénibles. Peu d'excès alcooliques (un litre de vin en moyenne, rarement des liqueurs).

Maladie actuelle. — Le 30 janvier, en se rendant au chantier, il éprouvait une vive céphalalgie dans la région temporale.

Toute la journée il en souffrit. La marche provoquait des douleurs dans les deux flancs. La nuit, il dormit peu.

Le lendemain, il dut renoncer à travailler ; il resta couché. La céphalalgie était violente. L'appétit était nul, la soif ardente. Il était pris de vertiges quand il se mettait sur son séant, de bourdonnements d'oreille presque constants.

Il était constipé et souffrait dans le ventre. Il avait une toux légère, ne crachait pas. Pas la moindre oppression.

Pas d'épistaxis, pas d'angine.

Cet état se maintint jusqu'au 2 février.

A son entrée à l'hôpital (3 février) il semble abattu, prostré, ses réponses sont lentes et peu précises. La face est fortement colorée. La langue sur sa partie médiane est recouverte d'un épais enduit blanchâtre. Elle est rouge sur les côtés et à la pointe. Les mouvements respiratoires sont fréquents (24 par minute). Le ventre n'est pas ballonné, le tégument ne présente pas de taches rosées. La pression des fosses iliaques est légèrement douloureuse. Il n'y a pas de gargouillement.

La rate n'est pas hypertrophiée ; le foie a son volume normal.

L'anorexie est complète, l'ingestion des liquides détermine parfois une sensation de brûlure à l'épigastre. Dans la nuit, le malade a eu quatre selles diarrhéiques.

Pas de palpitations, ni d'accès d'oppression. La pointe du cœur bat dans le 5e espace, au-dessous du mamelon.

Battements réguliers. Pas de bruits anormaux. Pouls fréquent, à 108, régulier, d'une tension moyenne. Pas de dicrotisme.

Toux peu fréquente, expectoration peu abondante, pituiteuse. A l'examen de la poitrine, on trouve une sonorité et des temps respiratoires normaux, sauf sous l'aisselle droite où l'on constate une légère diminution d'intensité du murmure vésiculaire. Pas de râles sibilants ou ronflants.

Température 40°,4. Temp. matin 40°. Urines, 600 c. c. foncées, albumineuses.

5 février. Plusieurs selles diarrhéiques. Pouls 112. Temp. matin, 39°,8. Temp. soir, 41°. Resp. 14. Râles sibilants dans tout le poumon droit.

Le 6. Délire léger nocturne. Sueurs profuses. Toux peu fréquente. Ballonnement du ventre. 2 selles diarrhéiques. Pouls 108. Temp. matin, 40°,4. Temp. soir, 40°. Resp. 34.

Le 7. Hier, 3 bains de 20 minutes. Prostration moindre. Subdélire doux. Râles sibilants nombreux. Pouls 96. Temp. matin, 40°. Temp. soir 40°,6. Respiration 24.

Le 8. Pas de délire. Ce matin le malade se plaint d'un affaiblissement de l'ouïe.

6 bains frais. Pouls : 96. Temp. matin, 40°,4. Temp. soir, 40°,1.

9 février. 8 bains. Pas de délire. Le malade boit volontiers son lait. Râles sibilants moins nombreux. Les urines prennent une teinte noirâtre (naphtol et salicylate de bismuth). Dosage de l'albumine : 5 gr. par litre. Pouls : 74. Temp. matin, 39°,7. Temp. soir, 40°,2.

Le 10. État général meilleur. Resp. : 24. Pouls : 100. Temp. matin, 39°,6. Temp. soir, 40°,4.

Le 11. Nuit calme. Ce matin légère altération de la voix.

L'examen du pharynx ne revèle rien d'anormal. La palpation du larynx n'est pas douloureuse.

Diarrhée continue. Resp. 24. Pouls : 100. Temp. matin, 39°,5. Temp. soir, 40°,7.

Le 12. Délire nocturne. Outre l'altération de la voix, on constate un écoulement purulent par l'oreille droite et une surdité assez marquée de ce côté.

Les sibilances ont augmenté ; à la base droite, on entend des râles sous-crépitants.

On donne d'ordinaire six bains par jour. Après chaque bain la température baisse d'un degré en moyenne pour remonter une heure ou deux après. Urines : 600 c. c. Resp. : 26. Pouls : 108. Temp. matin, 39°,8. Temp. soir, 40°,7.

Le 13. Nuit agitée. Aphonie presque complète. Râles sibilants nombreux dans les deux poumons et sous-crépitants à la base droite. Resp. 28.

Pouls : 112. Temp. matin, 39°,8. Temp. soir, 40°,5.

Le 14. Diarrhée, délire, surdité et écoulement par l'oreille droite. Urines : 500 c. c. albumineuses. Pouls : 114. T. matin, 40°. T. soir, 40°,9. Resp. 28.

Le 15. Aphonie complète. Même état. Pouls : 114. T. matin, 39°,5. T. soir, 40°,4. Resp. 28.

Le 16. Pouls : 124. T. matin, 39°,6. T. soir, 40°,4. Resp. 36.

Le 17. Léger degré de cyanose. Dyspnée. État torpide. Contractions fibrillaires des muscles de la face. Urines : 400 c. c. albumineuse : 5 gr. par litre. Pouls : 124. T. matin, 39°,4. T. soir, 40°. Resp. 32.

Le 18. Amélioration légère. Nuit calme.

L'examen bactériologique du pus de l'oreille y montre sur les préparations et les cultures la présence de bacilles d'Eberth. Urines : 400 c. c. Albumine : 5 gr. Pouls : 120. T. matin, 39°,2. T. soir, 39°,9. Resp. 24.

Le 19. Les sibilances sont moins nombreuses, mais à la base droite, il existe un foyer de râles sous-crépitants fins. Urines : 500 c. c. Albumine : 3 gr. 50. Pouls : 108. T. matin, 39°,9. T. soir, 40°,5. Resp. 28. Le traitement (bains froids, antisepsie intestinale) est toujours prolongé.

Le 20. Amélioration. Prostration moindre, aphonie tend à disparaître. Urines : 600 c. c. Albumine : 1 gr. 50. Pouls : 96. T. matin, 38°,5. T. soir, 40°. Resp. 24.

Le 21. Ce matin le malade se plaint d'un point de côté à droite. La toux et les grandes inspirations sont douloureuses. Pas de frisson. Pas de vomissements.

A l'examen de la poitrine, on trouve à droite et à la base de la submatité, une diminution notable du murmure vésiculaire et de nombreux râles sous-crépitants.

Dyspnée marquée. Resp. 44. Pouls : 124. T. matin, 40°,2. T. soir, 40°,7,

On ajoute vingt gouttes de teinture de digitale au traitement institué.

Le 22. Le malade respire mieux, le ventre est peu ballonné, la voix est revenue presque normale. Les ventouses sèches laissent sur le thorax des taches ecchymotiques noirâtres persistantes. Pouls : 100. T. matin, 38°. T. soir, 40°,2. Resp. 30.

Le 23. Dyspnée très intense. Resp. 56. Cyanose marquée surtout à la pommette droite.

Au poumon droit, on trouve en arrière, de la submatité à partir de l'épine de l'omoplate, devenant matité à la partie moyenne de la fosse sous-épineuse et s'accentuant de plus en plus jusqu'à la base. Les vibrations thoraciques sont augmentées. Dans les deux tiers inférieurs on entend du souffle tubaire surtout expirateur, de la bronchophonie et des râles sous-crépitants gros et nombreux. Urines : 200 c. c. Albumine : 1 gr. 50. Pouls : 124. T. matin, 38°,5. T. soir, 40°,5. Resp. 56.

Le 24. Subdélire doux. Pas de cyanose. Début d'eschare au sacrum. Le souffle tubaire remonte dans la fosse sous-épineuse. Urines : 200 c. c. Albumine : 0 gr. 50. Pouls : 96 (fuyant). T. matin, 37°,6. T. soir, 40°,2. Resp. 46.

Le 25. Délire, puis somnolence.

Expectoration peu abondante. Le souffle a diminué d'intensité ; râles sous-crépitants très nombreux.

L'examen bactériologique des crachats a montré en abondance des pneumocoques Talamon-Fränkel. Urines : perdues avec les selles. Pouls : 136, filiforme. T. matin, 39°,6. T. soir, 38°,4. Resp. 44.

Le 26. Alternatives de délire et d'abattement. Lèvres sèches, fendillées, fuligineuses. Haleine fétide. Pas de carphologie. L'eschare ne s'étend pas. Le souffle tubaire est couvert par des râles humides à grosses bulles. Pouls : 124. T. matin, 36°,2. T. soir, 40°,6. Resp. 39.

Le 27. Prostration extrême. Le souffle a disparu. Pouls : 120. T. matin, 38°. T. soir, 40°,5. Resp. 42.

Le 28. Délire continu, puis coma. Soubresauts des membres ; plaintes intermittentes. Pouls : 150. T. matin, 39°,7. Resp. 60. Mort à 2 heures de l'après-midi.

AUTOPSIE. — Pas d'ascite, pas de congestion péritonéale. Les ganglions mésentériques sont volumineux.

Sur les premières portions du tube digestif, rien de notable ; mais le dernier mètre de l'iléon est remarquable par sa coloration rosée. On y trouve des taches carminées irrégulières et diffuses. Les plaques de Peyer forment des bandes continues sans relief aucun. Elles semblent plutôt siéger dans une légère dépression. Elles sont sillonnées d'aspérités très basses et régulières de couleur jaune. Au niveau de ces plaques, du côté de la séreuse, on voit des bandes rosées correspondantes.

Sur le gros intestin, arborisations vasculaires nombreuses.

Reins. — Teinte jaunâtre de la substance corticale ; les pyramides ont la même teinte et n'apparaissent pas nettement sur la coupe.

Rate. — Pèse 230 gr., taches ecchymotiques dans son tissu.

Foie. — Volume et teinte normale. A la coupe, il y a quelques îlots jaunâtres qui ressortent sur la face brune du parenchyme.

Le *poumon* droit est hépatisé dans ses deux lobes inférieurs ; le poumon gauche présente quelques îlots d'hépatisation. Cœur : 250 gr., flasque et pâle.

Cerveau : normal, mais au niveau du rocher se trouve une collection purulente diffuse dans la substance spongieuse de l'os.

Larynx. — Au niveau de l'épiglotte quelques taches irrégulières. Rien dans les ventricules. Les cordes vocales semblent normales.

EXAMEN HISTOLOGIQUE ET BACTÉRIOLOGIQUE. — *Foie.* L'organe a sa topographie normale. Il n'y a pas de sclérose, les travées sont régulières. Les cellules hépatiques ne sont pas adipeuses : elles ont une faible surcharge pigmentaire. Il existe, disséminés sur les coupes, tantôt le long d'un espace porte, tantôt au milieu d'un lobule, des nodules infectieux. Ces nodules revêtent plusieurs aspects qui correspondent à des degrés divers dans la désintégration du parenchyme hépatique. Parmi les éléments qui constituent le nodule, on reconnait quelques cellules à plusieurs noyaux, dont le protoplasma n'a plus sa couleur jaune : celui-ci s'est faiblement teinté de rose par le carmin et porte encore des granulations pigmentaires. Sur la marge du nodule sont quelques cellules hépatiques qui semblent avoir perdu une partie de leur protoplasma. La cellule est alors composée de deux parties : l'une qui parait saine, l'autre formée de blocs irréguliers roses et ternes.

Sur des coupes, colorées à l'hématoxyline, on voit de véritables îlots de nécrose. Parmi les cellules hépatiques, les unes ont perdu leurs contours, les autres ont plusieurs noyaux, dont quelques-uns sont irréguliers et anguleux, d'autres enfin ne présentent plus traces de noyau. Le protoplasma a en partie disparu : on le reconnait à une sorte de collerette grenue jaunâtre et pigmentée placée au voisinage immédiat du noyau. Il existe même certains îlots où les cellules ont été complètement emplacées par une sorte de réticulum vague et incolore. Quelques leurcocytes sont éparpillés dans ses mailles. Les travées hépatiques voisines viennent se perdre dans ces îlots sans affecter aucune orientation spéciale. La vésicule est normale. Pas de microbes sur les coupes (ou du moins, les préparations faites par les procédés habituels n'en montraient pas).

Bile. — Prélevée 20 heures après la mort. Particulièrement fluide et pâle. Ensemencée le 1er mars, sur les milieux ordinaires et dans des flacons Pasteur contenant du bouillon phéniqué suivant le procédé Chantemesse-Widal. Le 3 mars, toutes les cultures sont positives. Elles renferment un bacille qui, en gouttes suspendues, est aisément colorable par le violet de gentiane diffusant, mobile et progressant lentement par oscillations. Beaucoup de ces micro-organismes ont un espace clair au milieu, quelques-uns ont deux espaces clairs. Leurs extrémités sont en général plus foncées, certains sont très longs. Ils forment des colonies agminées suivant un groupement connu, piles de biscuits, rangées assez symétriques ; ils sont facilement colorables par le bleu de Kühne, le violet de gentiane et la fuschine ; ils se décolorent par la méthode de Gram.

Sur les caractères des diverses cultures, sur l'aspect du microbe vivant, sur l'analogie parfaite qu'il présentait avec le bacille trouvé pendant la vie du malade dans le pus de l'oreille et qui avait été qualifié bacille d'Eberth, j'ai pensé que le bacille contenu dans la bile était bien celui de la fièvre typhoïde. J'ai tenté, dans la suite, par la plupart des procédés (Chantemesse, Gasser, etc.), que les auteurs indiquent de le différencier nettement du bacterium coli commune, il m'est toujours apparu comme semblable à ce dernier. Des travaux récents tendent à identifier le bacille de la fièvre typhoïde et le bacillus coli communis. Dans le cas présent, je n'ai trouvé aucune différence entre le bacille que contenait la bile de ce typhique et le bacillus coli qui habite la bile de malades morts d'affections très éloignées de la fièvre typhoïde. Il est à noter que c'est exactement le même organisme qui était dans le pus de l'abcès de l'oreille. J'ai remarqué aussi que dans les nombreuses cultures qui ont été faites de ce bacille, les formes en navette décrites par Artaud pouvaient se présenter très tôt et que les formes extrêmement longues existaient souvent dans des cultures récentes. Il m'a semblé que certains milieux, la gétatine surtout, favorisaient davantage le développement de ces formes gigantesques.

La malade avait eu pendant sa vie une pneumonie lobaire franche, le pneumocoque de Talamon-Fränkel existait alors en grande abondance dans ses crachats. La bile ne contenait pas ce micro-organisme qui fut constaté dans d'autres observations de pneumonie franche.

RÉSUMÉ. — *Fièvre typhoïde. Pneumonie lobaire consécutive. Nodules infectieux dans le foie. Bile contenant le bacille typhique (ou le bacillus coli communis).*

Observation VII

Obs. clinique (résumée). — G..., tonnelier, âgé de 37 ans, entre le 11 juillet 1890, à l'hôpital St-Antoine, dans le service de M. Hanot, salle Magendie, nº 1.

Antécédents héréditaires. — Son père et sa mère bien portants, eurent neuf enfants, dont deux sont morts en bas âge de méningite, un mort à 30 ans, d'affection pulmonaire aiguë, un autre de tuberculose. Les autres sont en bonne santé.

Antécédents personnels. — Pas de maladies de l'enfance. Éthylisme douteux : le malade dit qu'il n'a jamais pu supporter les boissons alcooliques, celles-ci lui occasionnant des douleurs d'estomac. A 30 ans, vomissements subits, très abondants, aigres, sans cause appréciable. Ils cessèrent pendant deux mois, mais furent suivis de crises gastriques très fréquentes. Depuis lors, alternatives de vomissements et d'accès douloureux. A 35 ans, série continue et prolongée de vomissements très acides. Après régime lacté exclusif et alcalins amélioration. A cette époque, amaigrissement rapide et usage excessif de la morphine.

A son entrée dans le service, anorexie complète. Examen négatif des viscères, pas de dilatation d'estomac, pas de tumeur gastrique ; douleur épigastrique. Urines pâles sans albumine, ni sucre. Le malade prend 0 gr. 60 de chlorhydrate de morphine par jour.

Le résultat de l'examen chimique du suc gastrique est hypoacidité avec formation exagérée d'acides gras. Lavages de l'estomac au benzoate de soude.

Un mois après, amélioration remarquable. Sur ces entrefaites, cystite purulente. En septembre, amélioration continue, la cystite a disparu, l'appétit est revenu, la dose de morphine est tombée à 0 gr. 15 par jour.

Le 4 décembre, diarrhée abondante, affaiblissement progressif.

En janvier, eschare sacrée, cachexie, marasme. Mort le 9 février.

Opposition est faite à l'autopsie. Pas d'examen histologique du foie.

Examen bactériologique. — La bile est prélevée 13 heures après la mort ; elle est ensemencée le 10 février. Les cultures d'agar ont été seules positives, et seulement celles qui furent faites sur des tubes inclinés. Après 48 heures, apparut une petite culture arrondie et blanchâtre, qui examinée au microscope donne un bacille assez analogue comme forme au bacterium coli, mais beaucoup plus grand. Leurs dimensions respectives ne permettent point de confondre ces deux organismes. Leurs cultures ont d'ailleurs des caractères différents.

Sur gélose à 33°-35°, ce bacille donne une culture se développant assez lentement et n'apparaissant nettement que vers le 3e jour. Elle est sèche, grisâtre, portant des échancrures profondes sur ses bords et sillonnée de petites stries jaunâtres.

Sur gélatine à 20° ce bacille se développe mieux en stries superficielles que par piqûre. La culture forme une petite traînée blanchâtre; elle liquéfie complètement la gélatine en 3-5 jours, formant des flocons blancs qui s'accumulent au fond des tubes, tandis qu'à la superficie flottent des voiles ténus. Les cultures ne sont pas odorantes.

Ce microbe se colore par les couleurs d'aniline ordinaires, violet, vert de méthyle, etc.; très nettement par la fuchsine de Ziehl, mieux encore par le bleu phéno-thymolé de Kühne. Il ne se décolore pas par le Gram. Les cultures sont formées par des bâtonnets rectilignes en général 3 fois plus longs que larges, coupés carrément à leurs extrémités. Ils s'incurvent très légèrement quand ils sont un peu longs. Certains portent un espace clair dans leur continuité : on ne distingue pas nettement, si c'est un étranglement ou une spore. Ils se trouvent soit isolés, soit réunis 2 à 2, dans le prolongement l'un de l'autre ou s'articulant à angle plus ou moins obtus. Ils ne constituent jamais de chaînettes continues. Ils sont très nettement visibles avec l'objectif sec n° 7 Verick et l'oculaire n° 1.

RÉSUMÉ. — *Cachexie morphinique. Bile contenant un grand bacille indéterminé.*

Dans les sept observations précédentes, nous n'avons trouvé dans la bile qu'une seule espèce de micro-organismes : quatre fois le staphylococcus albus, une fois un saprophyte à forme staphylococcienne, une fois le bacille d'Eberth (ou le coli commune) ; une fois un bacille indéterminé. Nous n'affirmons point toutefois que ces organismes aient été les seuls contenus dans ces biles. En effet, les milieux employés pouvaient ne point convenir à certaines espèces. En outre la quantité de bile ensemencée, minime relativement à la masse du contenu vésiculaire, pouvait ne pas contenir tous les microbes présents dans le liquide. Il importe de semer plusieurs gouttes de bile sur un même tube pour avoir chance de recueillir le plus grand nombre et la plus grande variété de microbes. Ce conseil technique a déjà été donné par MM. Straus et Chamberland (1) au cours de recherches sur le charbon. Les tubes courants étaient ensemencés avec un fil de platine dont l'anse seule était chargée de bile. Les milieux qui recevaient plusieurs gouttes de bile étaient contenus dans des flacons Pasteur (bouillon) ou étaient répartis en tubes roulés ou en boîtes de Petri pour la dissociation des espèces microbiennes.

(1) STRAUS et CHAMBERLAND. Recherches expérimentales sur la transmission de quelques maladies virulentes, en particulier du charbon de la mère au fœtus. In *Archives de Physiologie*, 1883.

La série suivante d'observations comprend celles où plusieurs espèces de microbes ont été relevées dans la bile.

Biles polymicrobiennes

Obervation VIII. (Hanot et Létienne. *Loc. cit.*)

Obs. clinique (résumée). — D..., Eugène, tailleur de pierres, âgé de 32 ans, entre le 24 février 1891, à l'hôpital Saint-Antoine, service de M. Hanot, salle Magendie, n° 37.

Antécédents héréditaires et personnels nuls. En novembre 1880, refroidissement, toux, affaiblissement, amaigrissement. En 1891, lésions tuberculeuses généralisées aux deux poumons. Température élevée, fièvre rémittente. Mort subite le 5 mars au matin.

Autopsie. — Infiltration miliaire dans les deux tiers supérieurs des poumons. Cavernes au sommet droit. Foie volumineux, pèse 2000 gr., tissu jaunâtre. Pas de lésions intestinales nettes.

Examen histologique et bactériologique. — *Foie.* Très léger degré de cirrhose, caractérisé par une simple condensation du tissu conjonctif dans les espaces portes et dans les fentes périlobulaires. Certains lobules sont remarquables par la distension de leurs capillaires périphériques Les cellules hépatiques ne sont pas graisseuses ; la surcharge de granulations cristallines pigmentaires est très discrète. Au centre d'un lobule est un amas de cellules brunes à noyau peu apparent et comprenant dans leurs interstices quelques leucocytes. Ces cellules sont plus grandes que les cellules hépatiques normales. Leur protoplasma est si finement grenu qu'il paraît avoir une teinte plate uniforme. Il ne tient ni gouttelettes graisseuses, ni cristallisations fines. Le noyau est peu coloré. L'hypertrophie des cellules a dérangé l'orientation trabéculaire.

Les parties examinées ne contiennent pas de tubercules.

La vésicule est normale. Pas de microbes sur les coupes.

Bile. — Prélevée 3 heures après la mort. Les lamelles de bile brute portent des lambeaux d'épithélium, des cristaux aciculaires jaune brun, des granulations noires extrêmement fines, quelques globules rouges crénelés et déformés, des bacilles droits et mobiles, des bactéries assez longues et mobiles.

Les ensemencements ont donné lieu à des cultures de bacillus coli. Une seule colonie de staphylococcus albus a été obtenue.

Résumé. — *Tuberculose pulmonaire. Pas de tuberculose hépatique. Nodule infectieux. Bile contenant du bacillus coli communis et du staphylococcus albus.*

Observation IX

Obs. clinique (résumée). — L..., Paul, menuisier, âgé de 35 ans, entre le 20 mars 1891, à l'hôpital Saint-Antoine, service de M. Hanot, salle Magendie, n° 25.

Antécédents héréditaires et personnels négatifs. Depuis trois semaines, bronchite, toux, céphalalgie. Il continua son travail, mais quelques jours après, malaise subit suivi bientôt de frisson, dyspnée et point de côté.

Le 20 mars, à son entrée, on constate tous les signes classiques d'une pneumonie lobaire double. Température 40°. Pouls 134. Le foie déborde légèrement les fausses côtes.

Le 24 mars, mort après aggravation des symptômes.

Autopsie. — Hépatisation rouge totale du poumon droit, hépatisation rouge du lobe inférieur du poumon gauche. Pas de traces de tuberculose antérieure. Cœur normal. Foie : 2720 gr., a une teinte uniforme rose brun. Rate : 295 gr., tissu diffluent. Reins congestionnés, se décortiquent aisément. Pas de lésions appréciables du tube digestif.

Examen histologique et bactériologique. — *Foie*. Pas de lésions histologiques nettes. Congestion simple du parenchyme, mais les coupes montrent en grande abondance le pneumocoque Talamon-Fränkel et des petits amas de staphylocoques. Ces organismes se trouvent partout, dans les espaces capillaires, sur le bord des cellules, dans ou sur les cellules hépatiques. On les voit dans les espaces portes et les canalicules biliaires. Ils sont plus nombreux dans les lobules au voisinage des espaces portes qu'autour des veines sus-hépatiques. Pas de lésions de la vésicule biliaire.

Bile. — Prélevée 5 heures après la mort. Elle est jaune orange pâle. Elle contient des lambeaux cellulaires, peu de cristaux et des micro-organismes cocciens et diplococciens. Les préparations de bile colorée au violet dahlia n'ont pas montré nettement la capsule bleutée du pneumocoque.

Les ensemencements sur tous les milieux furent positifs et donnèrent lieu au développement de colonies multiples de staphylocoques. Considérées individuellement sous le microscope, ces colonies avaient entre elles les plus grandes analogies : les microbes y affectaient les mêmes groupements, les mêmes dimensions. Mais les colonies sur gélatine et sur gélose avaient des caractères macroscopiques un peu différents, qui les avaient d'abord fait diviser en quatre espèces. Les réensemencements ultérieurs faits dans le but de les différencier plus complètement ne donnèrent pas de résultats constants. Des colonies d'aspect différent réensemencées isolément aboutissaient à des races identiques, et au bout d'essais répétés pendant plus d'un mois, on finit par obtenir deux variétés fixes : le staphylococcus albus et le staphylococcus citreus.

Résumé. — *Pneumonie double. Congestion hépatique. Pneumocoques et staphylocoques dans le foie. Bile contenant le staphylococcus albus et le staphylococcus citreus.*

Observation X. (Hanot et Létienne. *Loc. cit.*)

Obs. clinique (résumée). — M..., camionneur, âgé de 37 ans, entre le 10 décembre 1890 à l'hôpital St-Antoine, service de M. Hanot, salle Magendie, n° 39.

Antécédents héréditaires et personnels nuls. Petit alcoolisme.

Il y a 4 mois, toux, anorexie, affaiblissement, sueurs, hémoptysie, laryngite. En décembre 1890, caverne au sommet droit, infiltration à gauche. En mars 1891, diarrhée, vomissements, œdème bimalléolaire, phlegmatia alba dolens gauche, phtisie laryngée.

Le 3 avril. Mort.

Autopsie. — Épaississement considérable des deux plèvres, cavernes et lésions disséminées dans les deux poumons. Ulcérations épiglottiques et laryngées. Foie volumineux, pèse 2150 gr. Pas de granulations tuberculeuses apparentes. Ulcérations intestinales.

Examen histologique et bactériologique. — *Foie.* Le tissu conjonctif périportal est assez dense. Il n'y a pas de prolongements scléreux dans les lobules. Les canalicules biliaires sont normaux. Les cellules hépatiques sont toutes surchargées de graisse à la périphérie du lobule ; il ne reste qu'une mince zone de cellules normales autour de la veine centrale. Il n'y a pas de surcharge granulo-pigmentaire. On trouve dans le parenchyme des îlots à contours mal délimités et constitués par des amas nucléaires. Ceux-ci forment une sorte de coque continue d'épaisseur inégale, englobant un foyer contenant des éléments en voie de désintégration. Ces îlots sont différents du tubercule hépatique ; on n'y voit jamais de cellules géantes. En d'autres points, les cellules hépatiques ont perdu une partie de leur protoplasma ; elles contiennent des blocs irréguliers, anguleux, d'aspect vitreux. En ces endroits, la disposition trabéculaire du foie n'existe plus, les dégénérescences sont parfois assez étendues pour occuper le tiers d'une aire lobulaire.

Sur les coupes on trouve des cocci isolés ou en petits amas, très souvent ils affectent la forme diplococcienne. Vésicule normale.

Bile. — Prélevée 8 heures 40 après la mort. On ne trouve pas de micro-organismes dans la bile brute.

Les ensemencements produisent deux espèces microbiennes : le staphylococcus aureus (nombreuses colonies) et le bacillus coli communis.

Résumé. — *Tuberculose pulmonaire, laryngée, intestinale. Hépatite graisseuse. Nodules. Staphylocoque sur les coupes. Bile contenant du staphylococcus aureus et du bacillus coli.*

Observation XI

Obs. clinique (recueillie par M. Perregaux, externe du service). — P..., Jean-Marie, âgé de 50 ans, doreur sur métaux, entre à l'hôpital St-Antoine le 10 avril 1891, service de M. Hanot, salle Magendie, n° 1.

Antécédents héréditaires. — Père mort d'accident à l'âge de 25 ans. Mère morte à 78 ans d'une affection indéterminée. Deux frères, actuellement âgés de 48 et 54 ans sont bien portants. Un 3e frère est mort à 32 ans, de pneumonie. Enfin, le malade a un fils, qui est aujourd'hui dans sa quinzième année et dont la santé est excellente.

Antécédents personnels. — A 8 ans, fièvre typhoïde qui a duré 3 mois. A 15 ans, période de trois semaines pendant laquelle tout le cuir chevelu se couvre de plaques de gourme. Aucune autre manifestation strumeuse. A 40 ans, bronchite. Le malade conserve depuis cette époque une sensibilité spéciale au froid; il s'enrhume facilement en hiver et tousse fréquemment. Pas de traces de syphilis. Depuis l'âge de 20 ans, le malade exerce un métier pénible : il fait usage, dans son travail, de solutions nitriques qui, portées à l'ébullition, dégagent des vapeurs, qui provoquent la toux. Alcoolisme avoué : il boit en moyenne trois litres de vin par jour, un peu d'eau-de-vie de marc, quelquefois du vulnéraire, jamais d'absinthe.

C'est au mois de juillet 1890, il y a 9 mois, que semble avoir débuté la maladie actuelle. Ce fut d'abord un léger développement de l'abdomen accompagné de dilatations veineuses superficielles qui éveilla son attention ; aucune douleur, mais l'appétit devint vite capricieux ; la diarrhée s'établit par intermittences, et le malade se mit à tousser. Il continua néanmoins son travail d'une façon satisfaisante et sans en éprouver trop de fatigue, mais 3 mois plus tard, en octobre dernier, les symptômes précédents s'aggravèrent tout à coup pour suivre depuis une marche sans cesse progressive. Le ventre devint sensible et pesant sans être manifestement douloureux; son volume augmenta et la turgescence des veines sous-cutanées abdominales s'accusa.

Dans les membres inférieurs survinrent des douleurs lancinantes, surtout nocturnes, sans localisation sur le trajet d'un nerf. Depuis cette époque, le malade n'a cessé de s'affaiblir et de maigrir. Jamais il n'eut d'œdème des jambes. Pas de selles mélaniques, pas de poussées d'ictère.

Actuellement (10 avril 1891), on constate tout d'abord un état de cachexie assez accentué. La face est terreuse, le corps très amaigri. La poitrine est étroite, le ventre gros, proéminent, non étalé sur les côtés. Les veines tégumenteuses abdominales sont très dilatées, mais elles offrent ceci de particulier qu'elles ne sont pas toutes également atteintes.

Deux d'entre elles sont surtout développées : elles partent chacune de la fosse iliaque correspondante et convergent l'une vers l'autre pour se réunir à deux travers de doigt au-dessus de l'ombilic, point où elles cessent brusquement d'être apparentes. En cet endroit on peut percevoir quelques nodosités sous-jacentes, dures.

Il y a de l'ascite : la zone de matité s'arrête à mi-chemin du pubis à l'ombilic. La palpation fait reconnaître dans toute la partie droite de l'abdomen l'existence d'une tumeur. Celle-ci paraît tout à fait superficielle, lisse, irrégulièrement circulaire, sans mamelons. Elle n'est pas douloureuse à la pression. Occupant toute la partie antérieure du flanc droit, elle empiète en bas sur la fosse iliaque; en haut elle se perd sous le foie dont elle soulève le bord tranchant pour l'appliquer contre la paroi abdominale. En dehors, on la suit nettement le long du flanc droit. En dedans, elle dépasse un peu la ligne médiane.

Le foie est très gros : il mesure 24 centim. de hauteur. Sa face supérieure paraît lisse. La rate est hypertrophiée; son extrémité supérieure remonte jusqu'à la 7e côte.

Les ganglions axillaires, claviculaires, inguinaux sont indemnes.

Les jambes ne sont pas enflées, mais elles sont le siège de douleurs lancinantes.

La langue est bonne. L'appétit est diminué. Les digestions demeurent faciles. Les selles sont diarrhéiques, glaireuses depuis hier. Elles ont succédé à une période de constipation opiniâtre; depuis trois semaines, elles sont un peu décolorées, non fétides. Le malade se plaint d'avoir fréquemment de fausses envies d'aller à la garde-robe.

Pas de palpitations cardiaques. Le cœur est normal. Il mesure 95 millim. dans son diamètre vertical; 90 millim. dans le diamètre transversal. Les battements sont faibles; on n'entend pas de bruits normaux. Les artères sont dures : le pouls radial donne 96 pulsations. La température qui était hier soir de 38°,6 est tombée à 38° ce matin.

Le malade tousse un peu. Expectoration nulle. La percussion est normale; l'auscultation fait percevoir de nombreux râles sibilants et ronflants dans toute la hauteur des poumons en avant et en arrière. Pas de symptômes nerveux. Les urines sont foncées et rares (250 c. c. en 24 heures). Leur réaction est alcaline. Pas d'albumine, pas de sucre, pas de pigments biliaires. Notable quantité d'urobiline.

17 avril. Le malade se plaint de souffrir du ventre; les douleurs ne sont pas localisées; elles sont modérées, sourdes, continues et s'exagèrent par la palpation. La partie inférieure des jambes présente de l'œdème. La température reste normale (37°,2 le matin; 37°,7 le soir).

Le 19. Aggravation. L'abdomen devient plus douloureux, l'ascite et l'œdème des jambes augmentent. Anorexie. Urines rares : 200 c. c.; pas d'albumine. Température oscille entre 37° et 37°,5.

Le 24. La toux est plus fréquente que les jours précédents. Expectoration légèrement sanguinolente. Nombreux râles ronflants et sibilants.

A deux reprises différentes pendant la journée, le malade est pris de violentes crises de dyspnée avec anxiété extrême : la respiration se rétablit normale au bout de 20 minutes environ. Temp. : 37°,2; Temp. soir 37°,7.

Le 27. Les crises de dyspnée se reproduisent de temps à autre avec une intensité et une durée égales aux premières. Ponction exploratrice dans la tumeur; l'aspiration ne ramène qu'un peu de sang. Temp. matin : 37°,3 ; Temp. soir : 37°,8.

Le 28. Toute la partie antéro-latérale droite de l'abdomen présente de l'œdème. Celui-ci a son maximum au niveau de la ponction pratiquée hier. Il a envahi la verge. L'œdème des jambes a augmenté. La toux devient incessante et empêche le malade de dormir. Les signes stéthoscopiques restent les mêmes.

Les urines, toujours rares, ne contiennent ni albumine, ni sucre. T. matin : 37°,5. T. soir : 38°.

Le 30. Persistance de l'œdème. T. matin : 37°,2. T. soir : 38°.

6 mai. L'œdème diminue, mais l'ascite augmente. On fait une ponction évacuatrice qui donne issue à quatre litres d'un liquide citrin. La tumeur, devenue plus accessible, apparaît maintenant dure et bosselée. T. matin : 37°,6. T. soir : 39°,4.

Le 7. L'œdème de la paroi abdominale et des bourses a complètement disparu à la suite de la ponction d'hier. L'œdème des jambes persiste. L'émaciation s'accentue. Prostration. Diarrhée. T. matin : 37°,5. T. soir : 38°,3.

Le 9. Aggravation notable. L'œdème reparaît.

Le 10. Délire. Mort à 4 heures du matin.

AUTOPSIE. — Les varices abdominales ne sont plus visibles sur le cadavre. A l'ouverture de l'abdomen, il s'écoule une très grande quantité de liquide séreux, et on aperçoit une masse mamelonnée et rougeâtre. Celle-ci, longue d'environ 15 centim. et large de 5 centim., est attenante à toute la partie droite du bord inférieur de l'estomac qu'elle suit jusqu'au pylore. En soulevant cette masse, on voit qu'elle est contiguë et confondue avec le tissu du pancréas, mais qu'elle n'affecte que des rapports de contiguïté avec le duodénum. Le canal cholédoque la traverse, mais est resté parfaitement perméable. L'épiploon est rétracté, infiltré d'un tissu de même nature que celui de la tumeur principale. Une seconde tumeur, identique à la première, mais ne dépassant pas le volume d'un œuf de poule, adhère à la petite courbure de l'estomac, tout près du cardia. Sur une coupe, on voit que les masses cancéreuses ont l'aspect encéphaloïde ; elles sont constituées par des mamelons irréguliers de toutes les dimensions. La néoplasie a envahi les parois stomacales et forme elle-même tout le fond de l'antre pylorique, d'où elle semble partir pour gagner le pancréas d'une part, et l'épiploon de l'autre. Les lésions les plus anciennes sont manifestement au niveau du cul-de-sac pylorique. L'orifice duodénal est perméable. La rate est grosse, pèse 390 gr. Sa capsule est épaissie. Elle semble sclérosée et riche en tractus fibreux épais.

Les reins semblent normaux. Rein droit : 130 gr.; rein gauche : 120 gr.

Les poumons ne présentent qu'une légère congestion aux bases et de l'emphysème marginal. Poumon droit : 470 gr. ; poumon gauche : 550 gr. Le cœur pèse 290 gr. Les parois ventriculaires sont légèrement hypertrophiées. Les orifices des gros vaisseaux sont sains. Circonférence aortique : 7 centim. ; circonférence pulmonaire : 8 centim. Le foie est uniformément jaune. Il a l'aspect grenu des cirrhoses, il pèse 1,050 gr. Il présente sous la capsule de Glisson quelques petites masses nodulaires probablement néoplasiques. La vésicule biliaire sur sa tunique externe porte également des petits tubercules blanchâtres. L'intestin est normal. Les ganglions mésentériques ne sont pas volumineux.

EXAMEN HISTOLOGIQUE ET BACTÉRIOLOGIQUE. — *Foie*. Les fragments préparés ont été pris à la périphérie du foie au niveau des petites masses irrégulières plus ou moins épaisses situées au-dessous de la capsule de Glisson. Ces masses sont histologiquement constituées par des glandes muqueuses, dont les sections contiguës les unes aux autres sont entourées d'une nappe d'éléments embryonnaires extrêmement denses. Des vaisseaux nombreux, d'un calibre assez grand et remplis de globules rouges, apparaissent sur la coupe.

Dans le parenchyme hépatique même, les espaces portes sont compris dans une gangue conjonctive épaisse. Les vaisseaux sanguins y sont accolés à des canaux biliaires de dimensions variables. Beaucoup d'entre eux sont distendus et prennent sur la coupe l'aspect de cavités tapissées d'un bel épithélium cylindrique nucléé, disposé en papilles dont l'extrémité acuminée se dirige vers l'espace central cavitaire. Souvent les espaces portes voisins sont réunis par des bandes conjonctives continues qui encerclent plusieurs lobules à la fois. Cette sclérose polylobulaire est néanmoins assez irrégulière. Le long des bandes conjonctives, sur les marges des lobules se trouvent des zones de cellules très vivement colorées par le carmin et qui semblent au premier abord être formées d'éléments embryonnaires. A un fort grossissement, on voit que ces éléments très colorés sont des noyaux modifiés de cellules hépatiques ayant perdu tout ou partie de leur protoplasma. Elles forment ainsi une sorte de zone de condensation nucléaire. Cette disposition ne ressemble nullement à ce que l'on appelle les néo-canalicules biliaires. Parfois les cellules hépatiques ont un groupement et une orientation qui rappelle les figures d'adénome.

Les cellules hépatiques dans la presque totalité des lobules ont une surcharge graisseuse très marquée ; c'est à peine si l'on voit quelques îlots de parenchyme hépatique normal. Il n'y a pas de granulations cristallines pigmentaires.

La tumeur stomacale est formée de tractus conjonctifs se résolvant en de fins réseaux contenant dans leurs mailles des cellules nucléées, polyédriques par pression réciproque. Elle a l'apparence de l'épithéliome alvéolaire. La vésicule biliaire porte sur ses parois des tubercules néoplasiques ayant la même structure que la tumeur stomacale.

Pas de microbes sur les coupes.

Bile. — Prélevée 5 heures après la mort. Elle est d'une coloration vert jaune; elle est moins visqueuse que normalement. Elle contient un calcul noir à reflets verdâtres, mûriforme. Il pèse 3 grammes. Il a les dimensions d'une grosse noisette. Il n'est pas très consistant et s'effrite facilement entre les mors d'une pince sous pression très modérée. Il brûle en donnant une flamme jaune.

La bile brute renferme des cellules épithéliales nombreuses, des cristaux jaunes rameux d'acides biliaires, des masses pigmentaires jaune d'or, des cristallisations incolores de sels de chaux. Pas de tables de cholestérine. On y voit des cocci, isolés, groupés en amas ou mis en chapelets assez longs. Une préparation de cette bile colorée au bleu phéno-thymolé de Kühne est dessinée sur une de nos planches.

Les ensemencements ont produit un streptococcus et une bactérie droite assez longue, donnant un trouble uniforme au bouillon, ne liquéfiant pas la gélatine et formant sur la gélose des petits points grenus et transparents, arrondis, devenant en quelques jours confluents et constituant alors une nappe continue légèrement festonnée. Les cultures de cette bactérie ne sont pas odorantes.

Un échantillon de cette bile, conservé pendant deux mois en pipette stérilisée et scellée à la lampe, examiné le 4 juillet contenait des cellules épithéliales, des cristaux de bilirubine, des houppes d'acide glycocholique, des bactéries droites et des streptocoques encore très vivaces.

RÉSUMÉ. — *Carcinome de l'estomac. Cirrhose hépatique. Bile contenant une bactérie droite et du streptocoque.*

OBSERVATION XII.

OBS. CLINIQUE (résumée). — N..., Christophe, marchand de journaux, âgé de 70 ans, entre le 14 avril 1891 dans le service de M. Hanot, hôpital Saint-Antoine, salle Magendie, nº 21.

Antécédents héréditaires. — Longévité des grands ascendants. Père mort à 71 ans avec hydropisie. Un frère mort à 66 ans paralysé.

Antécédents personnels. — Variole et rougeole dans l'enfance. Pas de syphilis pas d'alcoolisme. Bonne santé jusqu'à 68 ans. A 68 ans, privations ; il était ajusteur mécanicien, il perdit sa place et devint vendeur des rues. A 70 ans, en décembre 1890, fatigues fréquentes, oppression, œdème malléolaire.

Il y a 3 semaines, il fut pris brusquement de coliques intenses. Huit jours après, il s'aperçut que son ventre enflait. Digestions difficiles, vomissements alimentaires peu abondants. Puis ictère et œdème des membres inférieurs.

A son entrée, teinte ictérique, estomac non dilaté, ventre douloureux, légère ascite. On perçoit une sorte d'empâtement vague à l'épigastre. Pas de diarrhée, décoloration des selles. Au-dessous du bord tranchant du foie, on sent une tumeur lisse, mal délimitée, douloureuse à la pression.

Rien au cœur. Urine ictérique. Les jours suivants, température normale. Le malade se plaint de douleurs dans le ventre et dans l'hypochondre droit. Le 20 avril, une ponction aspiratrice pratiquée dans le foie ne donne que du sang. Le 3 mai, aggravation de l'état général, dyspnée, douleurs persistantes, hoquet fréquent, vomissements porracés. Le 10 mai, délire, coma. Mort le 11 mai.

Autopsie. — Ascite teintée de jaune. L'épiploon est rétracté, il forme une masse composée d'une multitude de petits bourgeons cancéreux, très rouges, ressemblant aux crêtes des gallinacés.

Ce tissu est dur, se coupe par tranches nettes et donne une surface de section lisse de couleur jaunâtre. Le péritoine pariétal et mésentérique est parsemé de granulations cancéreuses. Pas de noyaux dans les viscères abdominaux.

L'estomac et l'intestin sont sains. Rate normale. Athérome aortique : pas de lésions cardiaques valvulaires. Le foie pèse 1,250 gr. Une rétention biliaire incomplète lui a donné une coloration verte. Pas de propagation cancéreuse hépatique.

Un calcul ovalaire, volumineux, oblitère complètement le canal cystique ; la vésicule très distendue contient 130 c.c. de bile. Ses parois sont épaisses et dures, elles ont la consistance d'une aorte. La membrane interne n'est plus réticulée ; elle est lisse et d'une couleur blanc jaunâtre. Elle ne porte pas traces d'exulcérations. Vide, elle pèse 47 gr.

La bile fluide, non filante était légèrement alcaline. Sa densité était de 1020. Elle donnait la réaction spectrale de l'oxyhémoglobine. Outre le calcul signalé plus haut et pesant 16 gr. 50, on trouvait en suspension dans la bile des flocons nombreux de mucus concret d'une couleur brun roux et de fines granulations noires formant un dépôt dense abondant. Ce dépôt vu au microscope se compose de petits blocs cristallins : les uns sont amorphes, d'un noir violet, les autres sont jaunes et formés par des tables de cholestérine mêlées à des amas de mucus. On trouve aussi des tables de cholestérine pure. Il n'y a pas de cristaux appréciables de bilirubine.

La bile est jaune brun, très foncée. Son pouvoir colorant est néanmoins très faible. La dilution au 1/1000 n'a plus la moindre teinte. Après avoir étendu cette bile de 100 parties d'eau, on n'obtient plus la réaction de Gmelin. Elle contient une grande proportion d'albumine : 1 gr. 5 0/0. Pas de sucre. La réaction des acides biliaires de Pettenkofer est très nette.

Examen histologique et bactériologique. — *Foie.* Les espaces portes sont normaux. Quelques canaux biliaires sont dilatés ; cette dilatation n'est pas constante. Sur les coupes, les lobules sont intacts, sauf au voisinage de la veine sus-hépatique qui est entourée d'une zone nette de rétention pigmentaire. Les cristaux et granulations pigmentaires sont d'une couleur vert émeraude ; quelques-uns sont jaune vert. De dimensions et de formes variées, ces cristallisations sont surtout contenues dans les cellules hépatiques. Les cellules dont le protoplasma est surchargé de pigment n'ont plus de noyau appréciable.

Dans le reste des lobules, les cellules hépatiques n'ont ni surcharge graisseuse, ni pigmentation anormale. Beaucoup d'entre elles ont deux ou trois noyaux. Il n'y a ni congestion des capillaires, ni infiltration leucocytaire. Pas de nodules sur les coupes.

La vésicule est sclérosée ; la tunique celluleuse s'est densifiée au point de former une bande compacte, les trousseaux musculaires sont amincis et comme laminés. On ne trouve plus de villosités à la surface interne, les parties profondes seules portent des culs-de-sac glandulaires.

La tumeur épiploïque est constituée par du carcinome alvéolaire à grosses cellules et à réseau conjonctif dense. Pas de microbes sur les coupes.

Bile. — Prélevée 19 heures 30 après la mort. Je n'ai pas vu de microbes sur les préparations ; mais celles-ci furent défectueuses à cause de l'état particulier du liquide biliaire.

Tous les ensemencements primitifs sur gélatine (inclinée, piqûre, roulée) sont restés improductifs. Les cultures sur bouillon et gélose ont été positives et donnèrent du staphylococcus albus pur ou bien mélangé à des bactéries longues, souvent unies en chapelets de quelques éléments et parfois spiralées. Je ne suis pas parvenu à avoir une culture pure de cet organisme. La présence de ces bactéries ne rendait pas les cultures de staphylocoque odorantes.

RÉSUMÉ. — *Cancer épiploïque. Tumeur biliaire par oblitération calculeuse. Rétention biliaire. Sclérose vésiculaire. Bile contenant du staphylococcus albus et une bactérie longue, spiralée ou formant des chapelets.*

OBSERVATION XIII. (HANOT et LÉTIENNE. *Loc. cit.*)

OBS. CLINIQUE (résumée). — F..., blanchisseuse, âgée de 33 ans, entre le 31 mars 1891, à l'hôpital St-Antoine, service de M. Hanot, salle Grisolle, nº 12.

Antécédents héréditaires absolument négatifs. Longévité familiale : 23 frères et sœurs dont la plupart se portent bien. Pas d'antécédents personnels.

A 22 ans, elle épouse un tuberculeux qu'elle soigne pendant trois ans. Trois grossesses, dont la dernière gémellaire ne poursuit pas son cours. A 27 ans, pleurésie droite. Depuis affaiblissement, toux. En 1891, hémoptysie. Lésions disséminées dans les poumons, mais particulièrement au sommet gauche. Pneumothorax enkysté. Cachexie. Mort le 16 mai.

AUTOPSIE. — Coque pleurale épaisse et épanchement purulent dans la plèvre gauche. Cavernes et infiltration généralisée.

Le foie pèse 1,900 gr. Il a l'aspect du foie gras. Ulcérations intestinales.

EXAMEN HISTOLOGIQUE ET BACTÉRIOLOGIQUE. — *Foie.* Pas de sclérose périportale. Canalicules biliaires normaux. Dégénérescence graisseuse périlobulaire très marquée, grosses vésicules adipeuses encombrant la cellule et rejetant à la périphérie le noyau et le protoplasma. Les cellules hépatiques non graisseuses ne présentent pas de surcharge granulo-pigmentaire. Légère distension des capillaires sanguins. Nodules leucocytaires au milieu des îlots graisseux. Pas de microbes sur les coupes. Vésicule normale.

Bile. — Prélevée 24 heures après la mort. Dans les préparations de bile se trouvent des cocci nombreux, des diplocoques ronds à capsule nette et des bacilles droits mobiles.

Toutes les cultures ont été positives et ont donné du staphylococcus albus et du bacillus coli communis.

RÉSUMÉ. — *Tuberculose pulmonaire. Foie gras. Nodules leucocytaires. Bile contenant du staphylococcus albus et du bacillus coli communis.*

OBSERVATION XIV

Enfant né à 6 mois 1/2 dans le service de M. Hanot, petite salle Grisolle, mort le 10 février 1891, après avoir vécu 18 jours. Pas d'observation clinique suivie. Pas d'autopsie.

Bile prélevée 10 heures environ après la mort. La bile est jaune verdâtre, pâle, assez fluide. A l'examen microscopique elle présente des amas pigmentaires jaune chrome, des cristaux de bilirubine rubis, des cristaux incolores de carbonate de chaux et des particules graisseuses ; pas de tables de cholestérine.

On constate un développement abondant de micro-organismes divers, et des corps analogues au Paramœcium coli. Mobiles, ces derniers avaient un protoplasma granuleux et vacuolaire, avec une membrane d'enveloppe à double contour bordée d'une zone de cils vibratiles. Les microbes sont de plusieurs espèces : des cocci nombreux, isolés, accouplés ou agminés et des bactéries mobiles, analogues au bacterium coli commune.

La bile ensemencée donna, outre le bacterium coli, deux sortes de staphylocoques, presque identiques dans les préparations colorées ou en gouttes suspendues, mais différents l'un de l'autre par certaines particularités de leurs cultures.

La première espèce est en tous points semblable au staphylocoque blanc. La seconde forme sur la gélatine des colonies qui à l'œil nu sont transparentes, ternes, arrondies mais à bord un peu sinueux. Examinée au microscope, la colonie est constituée par une tache jaune clair autour de laquelle est une zone blanche plus réfringente d'où partent des dentelures allongées et irrégulières donnant à la colonie un aspect lichénoïde. Sur les lamelles colorées, ce micro-organisme se présente sous l'apparence du staphylococcus albus, mais il est un peu plus gros sans toutefois avoir les dimensions des gros staphylocoques saprogènes.

Sur agar, en 24 heures, il donne une culture très abondante, composée de points arrondis, blancs, grenus, légèrement transparents. La gélatine est liquéfiée par ce staphylocoque, mais moins rapidement que par le staphylocoque blanc ordinaire. Il donne à la superficie un voile assez compact et d'apparence crémeuse.

Résumé. — *Enfant nouveau-né (mort d'athrepsie). Bile contenant du bacillus colis communis, du staphylococcus albus et un staphylococcus liquéfiant.*

Observation XV

Pas d'obs. clinique suivie. — Femme âgée de 78 ans, entrée le 5 mars 1891 à l'hôpital St-Antoine, service de M. Hanot, salle Grisolle, n° 24 *bis*. État comateux. Mort le 8 mars.

Autopsie (résumée). — Athérome aortique et valvulaire. Congestion pulmonaire hypostatique. Reins congestionnés, pesant 100 et 110 gr. Rate petite : 70 gr. Foie d'aspect normal, mais petit : 800 gr. Cerveau : hémorrhagie récente, abondante, sous l'arachnoïde. Rupture d'une des branches de la sylvienne droite.

Examen bactériologique. *Pas d'examen histologique du foie.* — Bile prélevée 14 heures après la mort. La bile brute contient des micro-organismes nombreux cocciens et bacillaires. Les ensemencements donnèrent lieu à des cultures de bacillus coli communis, de staphylococcus albus, de staphylocoque à forme diplo et tétragénique prédominante, et de staphylocoque à petits grains ne liquéfiant pas la gélatine. Ce dernier donne sur l'agar des petits points blanc terne; et les cultures sur les tubes de gélatine ensemencés par piqûre ont un aspect caractéristique, qui a déjà été décrit par Babès. Le long de la piqûre se forment, durant les premiers jours, de petits grains arrondis très fins et empilés les uns sur les autres. Ils rappellent ceux que forme dans des conditions analogues le coli communis. Mais ici, ces grains très petits sont d'un blanc assez éclatant ; ils ne jaunissent que très tard. Puis il se fait à la surface de la gélatine un semis de très petits points prenant ensuite une disposition trifoliée. La culture se développant, toute la piqûre est envahie et forme une ligne continue allant s'amincissant vers le fond du tube, tandis qu'à la superficie, les lobes du trèfle primitif s'accroissent, arrivent au contact et se confondent. Lorsque la culture commence à se dessécher et que la gélatine se creuse en cupule, la culture se plisse et forme une corolle délicate à petites rides. L'ensemble de la culture affecte alors la forme d'une fleur. Elle devient dans la suite d'une teinte jaune gris. Ce staphylocoque ne liquéfie pas la gélatine. Il n'est pas odorant.

Résumé. — *Hémorrhagie cérébrale. Bile contenant une grande variété de microbes.*

OBSERVATION XVI

OBS. CLINIQUE (résumée). — Homme de 45 ans, terrassier, entré le 12 mars 1891 à l'hôpital St-Antoine, service de M. Hanot, salle Magendie, nº 1.

Il est amené en plein délire. La maladie, au dire de ses compagnons, date de 6 à 7 jours. On trouve tous les signes d'une pneumonie massive droite. Le surlendemain, mort.

AUTOPSIE. — Poumon droit : hépatisation totale du poumon, franchement grise dans les parties centrales. Congestion intense du poumon gauche. Cœur : 350 gr. Pas de lésions valvulaires. Rein droit : 180 gr. Rein gauche : 170 gr. Leur tissu est pâle, jaunâtre. Rate diffluente : 150 gr. Foie : 1,600 gr., a une teinte rose pâle, jaunâtre. Centres nerveux : pas de lésions appréciables. Méninges saines.

EXAMEN HISTOLOGIQUE ET BACTÉRIOLOGIQUE. — *Foie*. Topographie générale normale. Quelques rares cellules hépatiques contiennent des vésicules graisseuses. Elles siègent de préférence vers le centre du lobule. Pas de surcharge granulo-pigmentaire. On trouve des pneumocoques Talamon-Fränkel dans les capillaires intertrabéculaires, et dans les cellules hépatiques mêmes.

La vésicule biliaire semble histologiquement normale, mais on rencontre des diplocoques dans les espaces conjonctifs et assez loin de la couche villo-glandulaire.

Bile. — Prélevée 13 heures après la mort. Elle contient des cellules épithéliales, des gouttelettes graisseuses très abondantes, peu de cristaux pigmentaires, mais des écailles cristallines incolores assez nombreuses. On y trouve en outre des pneumocoques Talamon-Fränkel et des bacilles droits.

Les cultures sont toutes positives et donnèrent après dissociation des colonies de : staphylococcus aureus, bacterium coli commune, saprophyte odorant et liquéfiant à forme staphylococcienne. Les cultures faites sur le bouillon contenaient des pneumocoques à réaction nette au violet dahlia.

RÉSUMÉ. — *Pneumonie massive droite. Hépatite graisseuse très modérée. Pneumocoques sur les coupes du foie et de la vésicule. Bile contenant du staphylococcus aureus, du bacterium coli, du saprophyte et du pneumocoque Talamon Fränkel*

OBSERVATION XVII. (HANOT et LÉTIENNE. *Loc. cit.*)

OBS. CLINIQUE (résumée). — L..., Louise, blanchisseuse, âgée de 71 ans, entrée le 17 mars 1891, à l'hôpital St-Antoine, service de M. Hanot, salle Grisolle, n° 1.

Antécédents héréditaires et personnels nuls. Depuis six mois, affaiblissement, vertiges, chutes. Syncopes. Lésions cavitaires au sommet gauche. Mort le 19 mars.

AUTOPSIE. — A gauche, adhérences pleurales, cavernes au sommet, granulations disséminées sur toute l'étendue du poumon.

A droite, granulations rares, emphysème marginal. Le foie pèse 1 kilogr. ; il a l'aspect granuleux, cirrhotique. Pas de tubercules appréciables.

EXAMEN HISTOLOGIQUE ET BACTÉRIOLOGIQUE. — *Foie.* Condensation assez marquée du tissu conjonctif dans les espaces portes. En certains points, en général près des espaces portes, il existe des amas leucocytaires. Les uns sont nettement délimités, d'autres au contraire sont diffus et occupent une grande partie de l'aire du lobule. Ils sont alors répandus parmi les travées dont ils ont refoulé et aplati les cellules. Un grand nombre de cellules hépatiques sont graisseuses, mais elles ne sont pas agglomérées de façon à former des nodules graisseux. Elles occupent de préférence les parties marginales des lobules. Elles paraissent en outre beaucoup plus abondantes au voisinage des nodules leucocytaires. Les cellules hépatiques sont en général surchargées de granulations pigmentaires. Cette surcharge est accentuée sur les points où les leucocytes infiltrés dans les capillaires ont aplati les travées hépatiques. Il semble donc qu'elle soit plutôt l'effet de cette action mécanique que d'un excès de pigments cristallins dans les cellules ainsi modifiées de forme. La pigmentation des cellules coexiste ici avec l'état graisseux. Pas de microbes sur les coupes. Vésicule normale.

Bile. — Prélevée 40 minutes après la mort. Pas de micro-organismes dans les préparations de bile. Ensemencements faits le 19 mars.

Les tubes d'agar et de gélatine, les tubes roulés et boîtes de Petri sont encore intacts le 23 mars. Le bouillon seul est complètement trouble avec flocons et traînées laiteuses au fond du tube.

Le 25 mars, deux tubes d'agar ont donné une colonie blanche, étalée, à bords dentelés ; des petits points blanchâtres se sont développés sur la gélatine roulée, les boîtes de Petri sont complètement liquéfiées. Le 30 mars, toutes les cultures sont positives.

Le bouillon examiné en gouttes suspendues montre des cocci, des bacilles souvent accouplés, quelques-uns en forme de clou, des diplocoques capsulés et des fausses chaînettes constituées par des bacilles fragmentés dans leur enveloppe.

La séparation des colonies donna : 1° du bacillus coli communis ; 2° un staphylocoque liquéfiant, à grains moyens, souvent éparpillé en formes diplococciennes ; 3° une culture blanche dentelée très légèrement odorante, formée par de longs filaments bactériens assez minces et des éléments bacillaires, réunis 2 à 2 et géniculés ; 4° une culture blanche, odorante, d'un petit bacille à capsule peu nette.

Résumé. — *Tuberculose pulmonaire. Cirrhose au début. Nodules leucocytaires. Hépatite graisseuse. Bile contenant du bacillus coli et des saprophytes divers.*

Observation XVIII. (Partie clinique publiée dans la thèse de M. Ehrhardt, sur les *Hémorrhagies gastro-intestinales profuses dans la cirrhose et les maladies du foie.* Paris, 1891.)

Obs. clinique (communiquée et rédigée par notre excellent collègue et ami, M. Sabouraud). — L..., âgé de 42 ans, couvreur, entre le 20 juin 1890 à l'hôpital St-Antoine, service de M. Tapret, salle Bichat, n° 26.

Cirrhose atrophique ayant évolué dix ans sans cachexie, terminée brusquement par un état infectieux avec hémorrhagies et sans ictère, la maladie ayant eu comme symptômes particuliers d'une part plusieurs crises d'hémorrhagies gastro-intestinales profuses, d'autre part une mégalosplénie progressive telle que la rate pesait à la mort 1,550 gr.

Le malade était un buveur et même au cours de sa maladie il n'a jamais cessé complètement ses excès de boisson. Aucun antécédent héréditaire ou personnel digne d'être retenu. Notons seulement deux cas de tuberculose chez des collatéraux.

En mai 1880 (il avait alors 32 ans), sans symptômes prémonitoires et au cours d'une santé parfaite, cet homme fut pris d'une première crise d'hématémèses abondantes qui durèrent trois jours et ne laissèrent après elles que de l'anémie qui se dissipa peu à peu.

En mai 1881, nouvelle crise d'hématémèses, accompagnées de melæna. Hémorrhagies plus abondantes, crise plus longue d'une durée de 15 jours. On croyait à un ulcère rond. Le malade resta cinq mois à Laënnec et c'est pendant son séjour que la douleur de l'hypochondre droit et l'ascite apparurent et firent modifier le diagnostic. Depuis lors, d'abord tous les 3 mois, ensuite tous les 5 mois environ, le malade fut régulièrement ponctionné, chaque paracentèse donnant issue à 12 ou 15 litres de liquide citrin.

C'est en 1882 que l'hypertrophie régulière et indolore de la rate fut pour la première fois constatée. Une ponction de la rate fut pratiquée sans résultat. Notons à ce propos que jamais le malade n'a présenté aucun accident d'impaludisme. Depuis ce temps, malgré des douleurs vagues de la région hépatique, malgré l'ascite, l'état général restait suffisant pour que le malade reprît son travail à sa sortie de l'hôpital. Enfin, en juin 1890, le malade entra à St-Antoine dans le service de M. Landrieux. Une nouvelle ponction fut pratiquée et bien qu'il eût pu sans inconvénient quitter l'hôpital, il resta dans le service que prit M. Tapret au mois de décembre dernier.

Les choses restaient en l'état, quand le malade, le 8 mars 1891, fut pris de symptômes infectieux : frissonnements, courbature, crampes, nausées, état saburral avec 39°,8 de température.

Puis de 2 en 2 jours, la température (rectale) se maintenant entre 39°,5 et 40°,6, survinrent des hémorrhagies gastro-intestinales considérables, dépassant chaque fois un litre et demi tant en hématémèses qu'en melæna.

Après les hémorrhagies, la température restait la même. A partir du 16 mars, elle demeura au-dessus de 40°.

Pas d'état franchement typhoïde, mais seulement de l'abattement. Pas d'ictère. Pouls à 110 pulsations. Urines sans réaction biliaire, mais légèrement albumineuses. Matières fécales non décolorées. Soif intense et vive douleur de l'hypochondre droit. Enfin, le 20 mars au soir, nouvelle hématémèse d'un litre ; et un quart d'heure après, symptômes d'hémorrhagie grave : pouls défaillant, sueurs, état syncopal, bientôt suivi de l'expulsion d'un litre et demi de sang en melæna.

La température prise à ce moment était à 39°. Dans la nuit elle s'abaissa progressivement pour être le matin à 35°,6 au rectum. Torpeur sans coma. Mort à onze heures du matin, le 21 mars.

L'AUTOPSIE, pratiquée 24 heures après la mort, donna les résultats suivants : Le tube intestinal ouvert dans toute sa longueur n'a pas montré trace d'une affection qui expliquât les hémorrhagies. Le foie pèse 1,380 gr. Il présente l'aspect typhique de la cirrhose de Laënnec, avec des bosselures irrégulières et arrondies, surtout marquées à la face inférieure. (Les lésions histologiques sont bien moins accusées que l'examen macroscopique n'eût pu le faire croire.) Un peu de périhépatite récente.

La rate énorme pesait 1,550 gr. Elle était lisse, régulière, sans aucun point de périsplénite ; son tissu dur, sclérosé, criait sous le scalpel de même que le tissu du foie.

EXAMEN HISTOLOGIQUE ET BACTÉRIOLOGIQUE. — *Foie.* Le tissu conjonctif périportal est plus épais et plus dense que normalement. Au niveau de certains espaces portes, il y a une infiltration leucocytaire très marquée. Les lobules ont leur forme régulière, mais certains d'entre eux présentent des nodules composés de leucocytes et de noyaux cellulaires modifiés. Ces nodules n'ont aucun siège de prédilection. On trouve aussi de véritables foyers de désintégration, où les cellules hépatiques ont presque disparu, où le protoplasma fragmenté en blocs inégaux a perdu son aspect grenu et pris une coloration jaune opaque uniforme. Le noyau n'y est plus visible. Dans les points où les travées hépatiques sont normales, les cellules ont gardé leurs contours précis. Elles ont un noyau, rarement deux. Leur protoplasma est finement grenu, jaunâtre, sans trace de surcharge graisseuse ou de pigmentation cristalline. Les capillaires ne sont pas manifestement dilatés ; ils contiennent des leucocytes en nombre assez notable.

Les coupes de la rate sont remarquables par la quantité de leucocytes qu'elles contiennent. Pour M. Gombault, qui a bien voulu les examiner, elles correspondaient à un état leucocythémique accentué. Sur les coupes de rate, quelques diplocoques non capsulés; sur les coupes du foie, pas de microbes.

Bile. — Prélevée 1 heure 15 minutes après la mort. Les préparations extemporanées ne contiennent pas de cristallisations biliaires, elles renferment des cellules épithéliales, des micrococques et des diplocoques à éléments ronds.

Les ensemencements furent tous positifs et donnèrent du staphylococcus albus et du staphylococcus aureus. En outre le bouillon contenait des bactéries droites à spores bien visibles, qui ne furent point isolées.

Résumé. — *Mégalosplénie leucocythémique. Cirrhose au début. Nodules infectieux. Bile contenant du staphylococcus albus, du staphylococcus aureus et des bactéries sporulées.*

Observation XIX

Obs. clinique (recueillie par MM. Kahn et Perregaux, externes du service). — V..., Claudine, âgée de 65 ans, entre le 19 février 1891, à l'hôpital St-Antoine, service de M. Hanot, salle Grisolle, n° 17.

Antécédents héréditaires. — Père mort à 73 ans. Mère morte à 75 ans, de congestion cérébrale. Un frère mort à 8 mois. Un frère mort à 5 ans de rupture d'anévrysme (?). Une sœur morte à 57 ans d'hémorrhagie cérébrale. Mari mort à 65 ans d'une affection indéterminée. Pas d'enfants.

Antécédents personnels. — Elle s'est bien portée pendant sa première enfance, ni convulsions, ni gourme.

A 3 ans, rougeole, à la suite de laquelle la malade a perdu complètement l'ouïe. La malade assure cependant que son oreille n'a pas suppuré. Deux ans après, l'ouïe est revenue en partie, mais elle a conservé une certaine dureté d'oreille.

Névralgies et migraines fréquentes. A 28 ans, ses cheveux ont commencé à blanchir. Elle vit à Paris depuis 44 ans. Elle n'a jamais fait d'excès de boissons et ne s'est jamais livrée à des travaux pénibles.

A 16 ans, réglée pour la première fois. Règles toujours régulières jusqu'à 45 ans. A cet âge, chute sur les reins suivie d'une irrégularité et d'une diminution des règles. A 55 ans, ménopause. Pendant l'année où s'est établi la ménopause, la malade dit avoir eu beaucoup de chagrins. C'est également à cette époque que sa santé a commencé à s'altérer, et qu'elle remarqua l'apparition des symptômes suivants : faiblesse graduelle et croissante, affaiblissement des organes des sens (vue, odorat), soif vive, urines abondantes et décolorées, douleurs lombaires, sécheresse de la bouche, gingivite et chute des dents, prurit vulvaire excessivement intense, qui dure encore, qui affecte beaucoup la malade et que rien ne peut calmer. Amaigrissement considérable. En un an elle aurait maigri de 44 livres. Cet amaigrissement paraît s'être arrêté depuis cinq ou six ans. Elle consulta vers cette époque un médecin qui lui dit qu'elle avait le diabète et qui la mit à un régime approprié. Ce régime ne fut suivi rigoureusement que pendant 3 mois, mais elle s'abstient en général de féculents, de sucre, etc. Depuis deux ans, la malade se plaint de constipation opiniâtre que viennent interrompre tous les 2 ou 3 jours des débâcles impérieuses.

Le 25 novembre dernier, elle fut prise d'une paralysie incomplète du bras droit. Depuis ce jour, la main droite ne peut rien porter de lourd. Pas d'éruptions furonculeuses.

Actuellement, la malade se tient à peine debout; elle est dans l'impossibilité de monter les escaliers, le moindre effort la fatigue. La langue est bonne, l'appétit conservé, la malade mange gloutonnement. Soif ardente. Bouche et gorge sèches. Digestions très faciles. Alternatives de constipation et de diarrhée. Sensation de brûlure à l'anus.

Pas de palpitations cardiaques, pas de souffles orificiels. Pas d'œdème.

La malade a une hémiparésie droite légère. Du côté droit on remarque une diminution de la sensibilité à la douleur .Diminution notable des réflexes rotuliens. Sensation continuelle de froid au bras et à la jambe ; les mains et les pieds lui semblent au contraire brûlants. Fourmillements dans la main droite. Vue très nette à distance ; presbytie assez marquée : quelques phosphènes de temps en temps. Ouïe obtuse. Goût conservé. Odorat presque aboli ; la malade ne perçoit que les odeurs très fortes. Rien à noter sur le tégument externe, sauf le prurit vulvaire sus-indiqué.

Embonpoint assez marqué. Quelques nodosités au niveau des articulations phalangiennes des doigts.

Le ventre est souple ; le foie déborde les fausses côtes de deux travers de doigt.

La malade tousse un peu et crache le matin. A part une légère submatité dans la fosse sus-épineuse droite, on ne note rien dans la poitrine.

Urines décolorées, 3 litres en 24 heures. Pas d'albumine..

Sucre : 56 gr. 40 par litre, soit 169 gr. 200 en 24 heures.

Urée : 7 gr. 686 par litre, soit 23 gr. 058. Pas d'albumine. Pas d'acétone. Temp. matin : 38°. Pouls: 92.

Du 1er au 6 mars, diarrhée.

Dates	Urines	Glycose par 24 h.	Urée par 24 h.
17 mars.	1000 c. c.	27 gr. 072	23 gr. 068
19 —	1100	40 gr. 608	23 gr. 068
20 —	1750	27 gr. 636	20 gr. 175
23 —	1500	59 gr. 220	24 gr. 659
24 —	900	40 gr. 608	
25 —	500	35 gr. 192	16 gr. 645
27 —	1250	27 gr. 072	21 gr. 136
1er avril	2500	76 gr. 252	23 gr. 314
2 —	1400	47 gr. 376	23 gr. 580
3 —	1500	16 gr. 920	13 gr. 450

7 avril. Hier la malade a été abattue, somnolente, et a refusé toute nourriture

Toux, expectoration muco-purulente. Examen de la poitrine : En arrière et à droite, matité absolue dans les fosses sus et sous-épineuses. Souffle tubo-caverneux, et râles sous-crépitants au sommet. Pouls : 116. Resp. : 44. L'examen microscopique des crachats décèle la présence de bacilles de Koch.

Le 8. Pouls : 100. Resp. : 40. Temp. matin, : 38°,2. Temp. : soir. 38°.

Le 9. Expectoration sanguinolente. Souffle caverneux, bronchophonie, râles humides. Pouls : 108. Resp. : 36. Temp. matin : 37°,2. Temp., soir 38°,2. Urines : 1000 c.c.

Le 10. Apathie, somnolence. Pouls : 112. Resp. : 39. Temp. matin : 38°. Temp. soir : 38°,2. Urines : 500 c. c. Le sucre a complètement disparu. Pas d'acétone.

Le 11. État mi-comateux. Pouls : 112. Resp. : 33. Temp. matin : 38°. Temp. soir : 38°,2. Urines : 250 c. c. Pas d'acétone.

Le 12. Même état. La température s'élève à 39°. Pas d'urines.

Le 13. Coma. Dyspnée sans type caractéristique. Pouls : 128. Resp. : 44. Temp. matin : 40°. Quelques gouttes d'urine. Pas d'acétone. Mort à 4 heures du soir.

Autopsie. — Poumon droit : 1,200 gr. Infiltration granuleuse du sommet à la base. Cavernules au sommet. Les unes sont vides, les autres remplies de matière caséeuse. Poumon gauche : 800 gr. Congestion intense, quelques granulations rares.

Cœur : 400 gr. Myocarde brunâtre. Plaques d'athérome sur les valvules aortiques et surtout sur l'aorte.

Reins : 220 gr. et 370 gr. Hypertrophiés. Pas de lésions macroscopiques appréciables.

Foie : 1,620 gr. Ilots jaunâtres ; dur à la coupe.

Rate : 180 gr., d'aspect normal.

Pancréas : 85 gr., mollasse, plus mince que d'ordinaire.

Cerveau : 1,240 gr. pour les hémisphères seuls. Rien d'anormal.

L'intestin ne présente aucune ulcération.

Examen histologique et bactériologique. — *Foie.* Les espaces portes sont normaux. Les cellules épithéliales des canaux biliaires ont perdu la netteté de leurs contours ; leur noyau se colorant mal est confondu avec le protoplasma. Cet épithélium n'a pas sur les coupes son arrangement régulier ; souvent il encombre la lumière du canalicule. On trouve sur les coupes des nodules graisseux diffus, siégeant surtout à la périphérie des lobules. Infiltration granulo-pigmentaire peu marquée, sauf dans les cellules contiguës à la veine centrale. En quelques points, congestion intense des lobules : le sang accumulé dans les capillaires, les a distendus et a comprimé les cellules voisines. En outre, quelques nodules leucocytaires qui siègent indifféremment près des espaces portes ou dans les lobules.

Sur les coupes du foie, se trouvent des bacilles isolés ou agminés analogues au bacillus coli communis.

Vésicule normale.

Certains des lobules du pancréas présentent une dégénérescence vitreuse très accusée des cellules acineuses. Le stroma conjonctif de ces lobules est plus visible qu'au niveau des lobes sains à cause de cette dégénérescence même. Les cellules acineuses ne forment plus des aires compactes, mais des amas irréguliers de blocs cellulaires dégénérés. Il n'y a pas de prolifération embryonnaire notable dans les alvéoles conjonctifs. Les coupes du pancréas portent des bacilles coli communis beaucoup plus abondants que dans le foie.

Bile. — Prélevée 45 minutes après la mort.

La bile est très visqueuse, d'une coloration orange rouge. Elle ne contient pas de sang. La bile est très légèrement alcaline. Elle ne renferme pas de sucre. Elle donne la réaction spectrale (étudiée plus haut) de l'oxyhémoglobine et de l'urobiline. Les préparations de bile colorée montrent des microcoques et des bacilles nombreux.

Toutes les cultures ont été positives et ont donné du staphylococcus albus, du staphylococcus citreus et du bacillus coli communis. Un flacon Pasteur (bouillon) contenait des chaînettes de streptocoque et des diplocoques : les réensemencements qui en furent faits ne donnèrent de streptocoques ni sur gélatine ni sur gélose.

Résumé. — *Diabète sucré. Tuberculose pulmonaire. Hépatite graisseuse. Nodules leucocytaires. Sur les coupes du foie et du pancréas, bacillus coli communis. Bile contenant du staphylococcus albus, staphylococcus citreus et bacillus coli.*

Observation XX

Obs. clinique (résumée). — L..., Appoline, âgée de 59 ans, ménagère, entre le 23 avril 1891, à l'hôpital St-Antoine, service de M. Hanot, salle Grisolle, nº 17.

Pas d'antécédents morbides. Huit grossesses normales.

A 50 ans, affection pulmonaire mal déterminée, puis phénomènes douloureux polyarticulaires.

Depuis 3 mois, œdème des membres inférieures, dyspnée.

Il y a 3 semaines, anasarque, oppression extrême.

A son entrée, cyanose, ascite, anasarque, dyspnée.

Souffle systolique à la pointe du cœur et à l'appendice xiphoide. Pouls : 124. Pouls veineux vrai.

Congestion intense des poumons.

Urines rares et albumineuses.

Le surlendemain, la malade meurt avec tous les signes d'une dilatation du cœur droit, œdème du poumon et asystolie hépatique.

Autopsie. — Ascite assez considérable. Les deux poumons sont congestionnés et surtout œdématiés; ils crépitent mollement dans toute leur étendue et ne présentent aucun noyau induré. Une sérosité abondante ruisselle sur la surface de coupe.

Les parois ventriculaires du cœur sont très amincies à gauche. Leur épaisseur est normale à droite. Le ventricule droit est dilaté et flasque. Les cavités cardiaques ne contiennent aucun caillot, mais elles sont distendues par un sang fluide très noir. Le myocarde a une teinte jaune brunâtre. La valvule mitrale a son bord libre épaissi. Pas d'athérome aortique.

Reins congestionnés. La rate, l'estomac, l'intestin sont normaux. Le foie offre le type du foie cardiaque : il est volumineux et pèse 2,250 gr.

La vésicule biliaire a son volume habituel, mais elle est remplie par des concrétions dures, irrégulières, mobiles les unes sur les autres. Les parois de la vésicule sont épaisses, scléreuses.

Au niveau du fond leur épaisseur est de 3 millim. 1/2. Elle augmente au fur et à mesure qu'on arrive près du col cystique, elle est à la partie moyenne de 6 millim. Le poids de la vésicule remplie de calculs est de 42 gr. La vésicule seule pèse 31 gr., les calculs seuls 11 gr. Ces calculs sont au nombre de 9. Ils affectent une forme plus ou moins régulière, pyramidale triangulaire et quadrangulaire. Leurs arêtes et leurs angles trièdres sont mousses. Ils sont juxtaposés les uns aux autres. Ils sont durs au toucher, mais friables entre les mors d'une pince à dissection. Leur coloration périphérique est gris jaunâtre avec quelques taches rousses. La couche corticale est friable, elle est très aisément rayée par l'ongle et s'effrite. Cette couche périphérique est peu épaisse relativement aux dimensions du calcul; elle représente le dixième de l'épaisseur totale. Elle est formée de couches concentriques. Elle circonscrit une zone plus dure et de couleur jaune verdâtre, également disposée en strates concentriques et d'une épaisseur égale à la première. Le noyau du calcul est constitué par une masse compacte assez friable, noire, qui par dessiccation donne une poussière brune. En outre la masse noire de ce calcul est parsemée de granulations d'une consistance très friable et d'une couleur blanc verdâtre ou jaunâtre. Le noyau n'est pas disposé en couches concentriques, il est hérissé d'aspérités, d'aiguilles étoilées qui pénètrent dans les zones périphériques.

Les parois épaisses de la vésicule ne présentent pas sur leur face interne l'aspect normal. Elles ne sont ni réticulées, ni colorées. Elles ont une teinte uniforme rosée et sont sillonnées de tractus blancs qui semblent correspondre à du tissu fibreux, presque à des rétractions cicatricielles. Elles sont recouvertes d'un enduit peu abondant, blanchâtre, louche et filant. Près du col cystique est une sorte d'anfractuosité correspondant au bassinet de la vésicule. Celle-ci est comblée par des concrétions toutes différentes des autres. Ce sont de petits graviers très petits, blancs et analogues comme consistance à du verre pilé. A ce niveau, la muqueuse cystique est plus rouge, vascularisée, comme ulcérée.

La bile n'existe pas dans la vésicule, elle est remplacée par un liquide muqueux, filant, louche, blanchâtre, non coloré par les pigments biliaires. La vésicule n'était plus praticable à la bile. Celle-ci passait directement du canal hépatique dans le cholédoque qui était dans toute sa longueur perméable et teinté de jaune.

Examen histologique et bactériologique. — *Foie*. Pas de sclérose appréciable des espaces portes. Épithélium des canaux très net et normal. Les espaces portes sont compris dans un îlot de cellules hépatiques offrant la disposition régulière des trabécules. Les parties centrales du lobule ont été modifiées par la congestion extrême des capillaires et de véritables apoplexies qui ont désorganisé le tissu et ne laissent plus que des noyaux cellulaires et des fragments de protoplasma perdus dans la masse des globules rouges. Pas de sclérose sus-hépatique.

Les trabécules hépatiques qui entourent les espaces portes sont formés de cellules à protoplasma grenu et à noyaux aisément visibles. Beaucoup de cellules renferment 2 et 3 noyaux ; certaines ne possèdent qu'un noyau unique 3 fois plus considérable que le noyau normal. Les cellules hépatiques sont souvent surchargées de graisse, mais ne présentent pas d'infiltration granulo-pigmentaire.

Les parois de la vésicule biliaire sont très épaisses. Les artères qui rampent dans la zone cellulaire lâche qui double à l'extérieur la vésicule ont leurs tuniques épaissies.

L'endartère surtout est très riche en éléments embryonnaires. La musculature cystique est profondément dégénérée. Les trousseaux musculaires sont convertis en une masse homogène compacte, finement grenue, colorée en jaune brillant par le picro-carmin et sur laquelle se détachent des noyaux irréguliers colorés en rose vif. Cette substance jaune est creusée d'anfractuosités et de lacunes ; cette apparence est peut-être due à la friabilité du tissu sous le rasoir. La tunique musculaire des artères qui traversent cette couche a subi la même dégénérescence. L'acide osmique ne décèle pas de graisse dans cette couche musculaire dégénérée ; le violet de méthyle ne donne pas de réaction amyloïde nette. Sur les coupes, on ne voit ni villosités, ni glandes. La partie la plus interne de la muqueuse cystique est réduite à une bande épaisse constituée par des lits nombreux de noyaux embryonnaires tassés les uns sur les autres.

Le mucus cholécystique examiné au microscope contient des globules rouges nombreux, les uns crénelés, les autres normaux, quelques leucocytes, des cellules épithéliales granulo-graisseuses pour la plupart. Ces cellules sont parfaitement incolores, contrairement à l'habitude.

Ce mucus renferme encore des cristaux jaune d'or et des masses mamelonnées cristallines orangées. Ces éléments représentent le dépôt dû à la précipitation des dernières quantités de bile parvenues dans la cavité cholécystique avant l'oblitération complète du canal cystique.

Les noyaux des calculs sont formés de mucus concrété et incrusté de sels colorés, jaunes et noirs à reflets violets, de cellules épithéliales plus ou moins modifiées, de tables de cholestérine agminées et de paillettes de cholestérine provenant de la pulvérisation de ces tables. Les granulations blanches sont composées de cristallisations incolores, arborescentes, rameuses et d'aiguilles fasciculées blanches des sels biliaires calciques et sodiques. La boue siliceuse trouvée au niveau de l'exulcération est formée de petits mamelons incolores gris noirâtre, de tables de cholestérine, de quelques amas jaune d'or et de cellules épithéliales dégénérées.

Le mucus (prélevé 40 minutes après la mort) contient des petites bactéries et des cocci mobiles. Les ensemencements ont donné lieu au développement de colonies multiples de : 1° bacillus coli communis ; 2° staphylococcus albus ; 3° staphylocoque non liquéfiant ; 4° bacille analogue au megaterium.

Cette dernière bactérie se cultive bien dans le bouillon de bœuf peptonisé qu'elle trouble uniformément et se développe également dans les tubes de bouillon phéniqué.

Elle donne sur gélatine une traînée grenue, blanchâtre, avec liquéfaction partielle dans les 48 premières heures. En 4-6 jours, la gélatine est complètement liquéfiée, elle est à peu près limpide, mais présente à la surface des voiles blancs assez épais qui se morcellent en fragments feuilletés et tombent au fond du tube.

Sur agar, elle se développe rapidement et forme une bande épaisse, un peu grasse, blanc grisâtre, terne, comparable à de la graisse fondue, puis refroidie. Ces cultures n'ont pas d'odeur.

Sur pomme de terre, elle produit un enduit plâtreux blanc à bords sinueux.

Des cultures de bacillus megaterium vrai ont été mises en train en même temps que des cultures de cette bactérie. Elles ont donné des résultats très sensiblement analogues. Les cultures sur agar, entre autres, étaient exactement semblables, mais le bacillus megaterium vrai était en général beaucoup plus florissant que la bactérie tirée de la bile.

L'examen sur lame creuse de ces bactéries vivantes permet d'interpréter leur évolution de la façon suivante : Ce sont d'abord des cocci ovales, mobiles, libres, prenant mal la couleur diffusant et ne se colorant que sur leurs contours. Ces cocci sont les spores libres de la bactérie

La spore s'allonge, devient franchement ovalaire ; les deux extrémités sont alors plus colorées. L'allongement se poursuivant, une bactérie est alors formée et perd sa zone centrale claire. Elle se présente sous l'aspect d'un bâtonnet plein, isolé. Ces bâtonnets peuvent s'accoupler, s'unir bout à bout et fournir une chaîne. Dans le corps de la bactérie bien formée apparaissent des points clairs et brillants, qui restent échelonnés et unis jusqu'à parfait accroissement. Ils forment ensuite des catégories assez longues pour constituer une chaînette dont les éléments sont unis par une substance incolore, molle et flexible qui fait articulation et leur permet une certaine mobilité individuelle. La chaînette se disloque enfin et les spores deviennent libres.

Sur les préparations colorées, cette bactérie est analogue au bacillus megaterium, mais elle a des dimensions beaucoup moindres. Supposant que les cultures tirées de la bile représentaient une race plus chétive que les colonies de megaterium réensemencées comparativement, j'ai essayé par des cultures successives de rendre à l'espèce biliaire un aspect florissant. J'ai obtenu des cultures plus vivaces, mais toujours de dimensions inférieures à celles du bacillus megaterium vrai.

Résumé. — *Insuffisance mitrale. Dilatation du cœur droit. Œdème pulmonaire. Asystolie hépatique. Foie cardiaque. Sclérose vésiculaire Mucus cholécystique contenant du bacillus coli, du staphylococcus albus, un staphylocoque non liquéfiant et une bactérie du type megaterium.*

Observation XXI

Obs. clinique (due à l'obligeance de notre collègue et ami M. Morax). — R... Irma, âgée de 39 ans, cuisinière, entre le 12 avril 1891 à l'hôpital Laënnec, dans le service de M. Nicaise, salle Chassaignac, n° 6.

Sa malade a joui d'une bonne santé jusqu'à l'époque où elle a ressenti des coliques hépatiques. C'est depuis six mois seulement que ces phénomènes douloureux ont apparu sans causes manifestes. Dès le début, les coliques se sont répétées à de courts intervalles, s'accompagnant de vomissements et suivies d'un ictère biliphéique très accusé. Depuis trois mois les coliques sont devenues encore plus fréquentes et la malade a commencé à présenter des accès fébriles intermittents. Ces accès sont précédés de frissons et suivis de sueurs assez profuses. Depuis lors, la malade a toujours présenté une coloration subictérique des téguments.

Le 12 avril 1891, elle entre à l'hôpital. Elle est émaciée, cachectique. La teinte subictérique est assez accusée : les urines présentent les réactions des pigments biliaires. Le foie est peu augmenté de volume, la région hépatique est douloureuse à la pression. On ne sent pas la vésicule biliaire. Il n'existe pas d'épanchement pleural. Inappétence complète : selles normales. Les accès fébriles se répètent deux fois pendant son séjour à l'hôpital : la courbe thermique atteint à deux reprises 39°,6 et 39°,2. Entre les accès il persiste une légère élévation thermique vespérale.

On porte le diagnostic d'obstruction biliaire d'origine lithiasique et d'angiocholite suppurée.

Le 22. M. Routier pratique la laparotomie dans le but de faire la cholécystectomie. La vésicule biliaire est difficile à trouver à cause de l'épaississement du péritoine qui l'entoure et des adhérences qui se sont formées. Au moment où l'on cherche à la saisir pour la pédiculiser, elle se crève et le liquide qu'elle contient se répand dans le péritoine. On fait la toilette du péritoine. On extirpe les parois de la vésicule et l'on y trouve un petit calcul mûriforme. On constate sur la face antérieure du foie une tache blanchâtre correspondant à un petit abcès sous-jacent. Suture de la paroi. La malade se réveille à peine; elle reste dans un demi-coma qui persiste jusqu'à la mort. Celle-ci survient deux jours après.

Trois quarts d'heure après la mort, on sectionne les fils de ligature et en écartant les lèvres de la plaie on constate un petit foyer de péritonite suppurée limitée à la région de l'hypochondre. On recueille le liquide purulent dans une pipette stérilisée. Après cautérisation de la surface du foie, on recueille également un peu du liquide d'un des abcès biliaires.

L'autopsie faite le lendemain permet de constater la présence d'un calcul de la grosseur d'une noisette siégeant au voisinage immédiat de l'ampoule de Vater, ayant déterminé l'occlusion des voies biliaires et leur dilatation partielle. Le foie est farci de petits abcès contenant un pus blanc jaunâtre visqueux. Il n'y a pas de lésions intestinales. L'antisepsie opératoire rigoureuse permet d'affirmer que les lésions péritonéales inflammatoires sont dues aux micro-organismes contenus dans la bile épanchée au cours de l'opération.

Examen bactériologique. — Les ensemencements faits avec les pipettes que M. Morax a bien voulu nous remettre ont donné lieu :

Pour une première série de cultures, à du bacillus coli ;

Pour une seconde série, à du staphylococcus albus et à du bacillus coli communis.

Le liquide péritonéal præcystique et le pus de l'abcès du foie contenaient donc tous deux du bacillus coli, mais par suite d'une confusion que j'ai malheureusement commise, je n'ai pu savoir exactement lequel de ces deux liquides avait donné lieu à la fois au développement du staphylococcus albus et du bacillus coli.

Résumé. — *Fièvre intermittente biliaire. Obstruction lithiasique et angiocholite suppurée. Cholécystectomie. Péritonite suppurée. Pus péritonéal et hépatique contenant du bacillus coli communis.*

Observation XXII

Obs. clinique et autopsie, communiquées par notre collègue et ami, M. Thiroloix. — B..., Célestine, domestique, âgée de 23 ans, entre le 9 juin 1891 à l'Hôtel-Dieu, dans le service de M. Lancereaux, salle Ste-Martine, n° 7.

La malade est accompagnée de son beau-frère et d'une autre domestique. Elle serait malade depuis huit jours. Elle fut prise de vomissements et devint jaune. Elle a gardé le lit. Délire continu depuis deux jours. Actuellement elle est dans le coma. Le cathétérisme donne une urine ne contenant ni albumine ni sucre. Pas d'ecchymose. Pas de purpura. Langue rôtie, dents fuligineuses. Fille d'apparence robuste, non vierge, pas d'enfants. Mort le lendemain.

A la face interne de la plèvre costale, on trouve quelques ecchymoses punctiformes. Il n'en existe pas sur les plèvres pulmonaires. Légère congestion des deux bases. Le reste du parenchyme est normal. Mis dans l'eau, le tissu pulmonaire surnage.

Le péricarde présente à sa face externe quelques ecchymoses punctiformes noirâtres. Celles-ci sont surtout abondantes à la face postérieure du cœur, le long des vaisseaux. L'une d'elles, très volumineuse, se trouve à la face postérieure des oreillettes. Le myocarde est mou, surchargé de graisse, décoloré à droite. Le tissu est friable et se laisse déchirer avec la plus grande facilité. Les cavités cardiaques renferment une petite quantité de sang noir, fluide. La valvule mitrale ne présente pas d'altération. L'aorte et les sigmoïdes sont normales.

L'œsophage n'offre pas trace d'ulcérations. L'estomac est dilaté. Pas d'érosions, ni d'ulcérations. Quelques ecchymoses au niveau du cardia. Dans l'intestin, aucune ulcération.

Pas de périhépatite. Le foie est de consistance normale. Il ne se laisse pas traverser par le doigt. L'extrémité antérieure du lobe droit et celle du lobe gauche présentent une teinte jaune presque uniforme. Le reste du parenchyme offre une altération analogue. On voit une multitude de petits points rouges correspondant au centre des lobules. Chacun d'eux est limité de tous côtés par une zone blanc jaunâtre. Sur la coupe, au-dessous des parties jaunes, on tombe sur un parenchyme graisseux présentant la même teinte uniforme. Au niveau des autres portions, le foie présente absolument les apparences du foie muscade. Le parenchyme est encore ferme. La capsule de Glisson est tendue par le foie. Poids : 1,150 gr.

La rate pèse 130 gr. ; elle a l'aspect normal.

Les reins pèsent 170 gr. chacun. La capsule se détache facilement ; le tissu est mou. A la coupe, toute la substance corticale, ainsi que les colonnes de Bertin, sont décolorées. La surface de section est grenue et dénote une altération profonde de l'organe. Les lésions sont identiques des deux côtés.

Les muscles locomoteurs ont un aspect normal et contrastent avec la teinte du cœur.

Examen histologique et bactériologique. — *Foie.* Espaces portes normaux. Dégénérescence graisseuse portant sur toutes les cellules hépatiques sans exception, aussi bien au centre du lobule qu'à la périphérie. Les travées cellulaires sont bien marquées et ont leur disposition radiée normale. Les capillaires intra-lobulaires sont pour la plupart vides de sang et il semble que leur calibre ait diminué, les cellules hépatiques étant gonflées, gorgées de graisse. Chacune de ces cellules comprend plusieurs vésicules adipeuses de dimensions moyennes. Leur présence ne provoque aucun refoulement du protoplasma et du noyau vers un point de la périphérie cellulaire.

Un grand nombre de cellules ont 2 et 3 noyaux. Les granulations des noyaux cellulaires ne montrent aucune figure karyokinétique. Elles sont disséminées sans groupement apparent. Certains noyaux ont un nucléole très bien formé, d'autres deux nucléoles nets et des grains agminés.

Après l'action de l'acide osmique, certains noyaux se chargent d'une boule jaune brune, d'aspect terne, différente du nucléole et n'offrant pas la réaction nettement caractéristique de la graisse. Pas de microbes sur les coupes.

Bile. — Prélevée 3 heures après la mort. La bile était verte, très légèrement jaunâtre, peu visqueuse. Au spectroscope, elle donnait la réaction ordinaire des pigments biliaires sans autre caractère. Cette bile était neutre.

Examinée au microscope, elle contenait des cellules épithéliales cylindriques très nombreuses, présentant les formes variées des épithéliums en voie de dégénérescence. On y trouvait encore des cellules rondes, souvent très grosses, portant une sorte de vacuole réfringente, incolore, bordée d'une zone de protoplasma grenu. Ces cellules rondes étaient beaucoup plus volumineuses que celles qui forment les couches sous-jacentes à l'épithélium cylindrique. La vacuole n'était nullement semblable à une vésicule de graisse. Dans cette bile, les amas cristallins étaient peu nombreux, les uns étaient jaune d'or, les autres plus rares affectaient la forme rhomboédrique et la coloration orange des cristaux de bilirubine. On n'y voyait point de paillettes de biliverdine.

Les préparations de bile brute et de bile colorée au bleu phéno-thymolé étaient parsemées de micrococci, diplococci et de bacilles courts et droits.

Les ensemencements furent tous productifs et donnèrent seul, le bacillus coli communis.

Résumé. — *Intoxication phosphorée probable. Coma. Dégénérescence graisseuse et totale du foie. Bile verte contenant du bacillus coli communis.*

Les observations précédentes montrent que dans chacun de ces 22 cas, la bile ensemencée a donné lieu au développement de micro-organismes. Nous avons expérimenté sur 42 biles, il reste donc 20 observations où les cultures furent négatives. Le résumé de ces observations se trouve à la fin de ce travail, aux documents complémentaires. Toutefois parmi ces dernières il s'en est trouvé deux où la constatation précise de micro-organismes fut faite dans les préparations microscopiques bien que les cultures fussent restées négatives. Dans l'une, le nombre des microbes était tel sur les préparations qu'il est impossible de considérer la bile comme stérile : nous savons d'ailleurs que les cultures sont restées infécondes par suite d'une maladresse opératoire. Quant à l'autre, elle contenait le bacille de Koch dont nous ne pouvions espérer obtenir des cultures directes.

Observation XXIII. (Hanot et Létienne. *Loc. cit.*)

Obs. clinique (résumée). — S..., homme d'équipe au chemin de fer, âgé de 37 ans, entre le 31 mars 1891, à l'hôpital St-Antoine, service de M. Hanot, salle Magendie, nº 10.

Pas d'antécédents héréditaires tuberculeux. Antécédents personnels : bronchites assez fréquentes. Il y a 3 semaines, céphalalgie, courbature, frissons, fièvre, oppression. Le 1er avril 1891, température élevée, pouls rapide, dyspnée, pas de diarrhée. Diminution des temps respiratoires et du murmure vésiculaire dans toute la poitrine, râles et frottements. Le 6 avril, délire, dyspnée intense, cyanose. Mort le 7 avril.

Autopsie. — Congestion généralisée des deux poumons, qui sont parsemés de granulations miliaires. Le foie pèse 1,700 gr., d'aspect grenu, légèrement marbré. Tissu pâle, jaunâtre ; taches ecchymotiques sur les marges. Rein unique entier à cheval à concavité supérieure et portant des granulations miliaires.

Examen histologique et bactériologique. — *Foie*. Le parenchyme hépatique comprend des tubercules miliaires très nombreux ; on en compte jusqu'à 49 sur des coupes de 1 centimètre de côté environ. Aucun de ces tubercules n'est caséifié à son centre. Ils siègent indistinctement sur les espaces portes ou dans les lobules. Ils sont isolés ou réunis en groupes de 2 ou 3. Il y en a parfois 5 contigus et appartenant à plusieurs lobules. Les espaces portes voisins des tubercules sont beaucoup plus riches en noyaux que les autres. Un grand nombre de ces tubercules portent des cellules géantes. Surcharge graisseuse discrète à la périphérie du lobule. Surcharge cristallino-pigmentaire modérée. Bacilles tuberculeux sur les coupes.

Bile. — Prélevée 10 heures après la mort.

Les préparations de bile brute contenaient des micro-organismes nombreux, cocci, diplocoques encapsulés bien visibles sur les préparations au violet dahlia, mais assez rares ; bactéries analogues au bacterium coli commune, ces dernières décolorées sur les lamelles traitées par la méthode de Gram. Les mêmes organismes apparaissaient sur les préparations colorées au bleu de Kühne.

Contre toute attente, les cultures sont restées négatives. En recherchant la cause de cet insuccès, nous avons cru pouvoir l'attribuer à une surchauffe accidentelle de la pipette au cours des manipulations. La provision de bile restante et réservée pour les examens physiques avait été employée quand nous pûmes constater définitivement le résultat négatif des cultures. Nous n'avons donc pu recommencer les réensemencements. (Des biles conservées en pipettes stériles et contenant originairement des microbes peuvent donner encore des cultures positives plusieurs semaines après leur prise. Nous avons encore obtenu des cultures, après quatre mois de conservation, dans un cas ; et les microbes qui ont poussé étaient ceux qui avaient été constatés lors de la mise en culture immédiate.)

Dans l'observation présente, l'examen microscopique fut d'une telle évidence que nous retenons cette bile parmi celles qui contenaient des micro-organismes.

Résumé. — *Granulie. Tuberculose hépatique. Bile contenant des microcoques, des diplocoques encapsulés et du bacillus coli communis.*

Observation XXIV. (Hanot et Létienne. *Loc. cit.*)

Homme de 43 ans, entré le 15 avril 1891 dans le service de M. Hanot, à l'hôpital St-Antoine, salle Magendie, nº 17.

Pas d'observation clinique suivie. Troubles psychiques.

Mort quelques jours après son entrée, le 23 avril.

Autopsie (résumée). — Grosses cavernes. Cavernes sous-pleurales. Le foie pèse 1,960 gr., légèrement jaunâtre. Quelques ulcérations intestinales tuberculeuses. Rien d'appréciable aux centres nerveux.

Examen histologique et bactériologique. — *Foie.* Topographie hépatique normale. Quelques cellules sont chargées de graisse. Infiltration pigmentaire des cellules à la périphérie et au centre des lobules. Rares tubercules au voisinage des espaces portes.

Bile. — Prélevée 35 minutes après la mort. Pas de micro-organismes dans les préparations de bile brute. Les préparations au Ziehl (décoloration par acide, etc.) montrent colorés en rouge au niveau des lambeaux épithéliaux quelques bacilles grêles, semblables au bacille de Koch.

Toutes les cultures sont restées négatives.

Nous avons recherché le bacille de Koch dans toutes les biles de tuberculeux que nous avons examinées. C'est le seul cas où nous ayons trouvé ce bacille. Cet homme présentait de la tuberculose intestinale. Le bacille de Koch se trouvait dans le contenu de l'intestin ; il a pu aisément contaminer la bile sans filtrer au travers du parenchyme hépatique.

En résumé, sur 42 biles essayées nous en avons trouvé 24 qui contenaient des micro-organismes. Ces micro-organismes appartiennent à seize espèces. Ces espèces se trouvent dans la bile soit isolées, soit associées. Certaines d'entre elles sont beaucoup plus fréquentes que les autres.

Groupées arbitrairement suivant leurs caractères morphologiques, ce sont :

Staphylococcus albus.........	13	fois.
Staphylococcus citreus........	2	—
Staphylococcus aureus........	2	—
Staphylococcus (à petits grains) non liquéfiant..............	3	—
Staphylocoque (à grains moyens)	1	—
Staphylocoque (à gros grains) saprophyte	2	—
Micrococcus tetragenus.......	1	—
Streptococcus................	2	—
Diplocoque encapsulé (non lancéolé).....................	2	—
Pneumocoque Tàlamon-Fränkel	1	— (+ 1 fois ?)
Bacillus coli communis........	11	— (+ 1 fois b. typhique)
Diplobacille géniculé (saprophyte)....................	1	—
Bactérie droite (indéterminée)..	2	—
Bacille indéterminé...........	1	—
Bacille analogue au megaterium (beaucoup plus petit).........	1	—
Bacille de Koch...............	1	—

Nous voyons, par ce tableau, la remarquable fréquence du staphylococcus albus et du bacillus coli communis. Ils se rencontrent, dans la bile, au cours des affections les plus variées. Quelques espèces de micro-organismes sont particulières à la maladie dans laquelle elles ont été observées, comme le pneumocoque qui apparaît dans la pneumonie associée à un organisme pyogène, si la pneumonie est grise, comme le staphylococcus aureus, dont la présence coïncide avec l'existence du pus dans l'économie.

Nos observations montrent qu'en dehors même du passage des agents pathogènes par la bile dans les maladies infectieuses, la bile de l'homme malade peut contenir des microbes. Elle n'en contient pas toujours, puisque les observations rassemblées à la fin de ce travail prouvent que, dans des conditions analogues, les cultures de bile sont parfois négatives. Mais il n'est pas besoin d'une véritable infection biliaire, dans le sens clinique du mot, pour que le liquide cystique serve d'habitat à des micro-organismes susceptibles d'être pathogènes. Le seul état de maladie y suffit. La bile normale, physiologique, est dépourvue de micro-organismes : les preuves ont été données surabondantes de ce fait. Survienne une infection si minime qu'elle soit et l'agent infectieux se disséminera dans tout l'organisme et pourra se trouver dans la bile comme dans le contenu intestinal. Les états infectieux latents, ceux qui sont compatibles avec une santé que nous estimons parfaite, dans l'incapacité où nous sommes d'en apprécier les troubles, détermineront de pareilles contaminations humorales.

Pour nous rendre compte de l'exactitude de ce fait, nous avons entrepris quelques expériences de contrôle sur les animaux.

Les animaux expérimentés vivaient à l'hôpital, dans le voisinage des malades, près d'autres animaux inoculés, emprisonnés dans des cages peu spacieuses et assez défectueuses. Ils avaient néanmoins toutes les apparences de la santé. Ils n'avaient jamais servi à des expérimentations antérieures : c'étaient en somme des animaux neufs, que l'on considère d'ordinaire comme normaux dans les laboratoires.

Mon excellent collègue et ami Enriquez poursuivant pour son compte ou des recherches bactériologiques sur les voies urinaires voulut bien partager avec moi le travail. Il expérimentait sur l'urine tandis que j'essayai la bile. Pour éviter les causes d'erreur, chacun agissait de son côté avec son outillage particulier. Les cultures étaient faites et étuvées dans des laboratoires distincts éloignés l'un de l'autre. Les animaux étaient sacrifiés et immédiatement ouverts. Dans ces conditions, voici les résultats obtenus :

NUMÉROS des EXPÉRIENCES	ESPÈCES	CULTURES de BILE	CULTURES DE L'URINE (Enriquez)
I	Cobaye........	Négatives.	Négatives.
II	Cobaye........	Staph. albus. B. coli. comm.	Négatives.
III	Cobaye........	B. coli.	Staph. albus.
IV	Cobaye........	Staph. alb.	Staph. albus.
V	Cobaye........	B. coli.	Staph. albus.
VI	Chien (1).......	Staph. aureus. B. Coli.	Staph. aureus.

(1) Le chien avait reçu le 17 juillet, à 1 h. 1/2, dans la veine crurale, 1 centimètre cube de culture pure de staph. aureus. Mort le 19 juillet à 11 h. 1/2 du matin. Autopsie à 6 h. du soir.

Il est évident pour nous que quatre de ces cobayes malgré leur santé apparente, étaient malades mais non d'une façon appréciable, et qu'ils supportaient leur affection sans grand dommage, car, des animaux habitant avec eux et subissant vraisemblablement le même parasitisme latent, aucun ne mourut dans les jours suivants.

Des faits qui précèdent on peut tirer cet enseignement que la bile même dans la santé apparente, et dans l'état de maladie peut être envahie par des microbes.

Ceux-ci ne déterminent pas fatalement une lésion profonde, mais une angiocholite légère, une simple modification dans les propriétés de la bile qui l'une et l'autre passent inaperçues. Nous remarquerons ici que les moindres changements qui surviennent dans la bile suffisent à entraîner une précipitation de ses matériaux solubles. C'est là l'ébauche, le début d'une lithiase biliaire, qui se perpétuera même après la disparition des agents qui l'auront occasionnée.

En outre, du fait de l'existence de la lithiase biliaire, un cercle vicieux s'ouvre, car celle-ci donne aux micro-organismes un libre accès dans le canal cholédoque et les voies biliaires supérieures. Il suffit de constater les lésions qu'elle entraîne dans les vaisseaux collecteurs et évacuateurs de la bile pour s'en convaincre. La présence de calculs dans ces canaux en amène la distension, puis la sclérose et partant une dilatation dont un des caractères essentiels est d'être permanente. On voit, aux autopsies de lithiasiques, ces vésicules et ces canaux dont les parois sclérosées, dures, restent béantes sans plus jamais subir de retrait. On trouve des cholédoques s'abouchant dans l'intestin par un orifice largement ouvert et des fistules vésiculo-intestinales, de véritables « cholécystentérostomies » spontanées dont l'anneau a 1 centim. et plus de diamètre. Ces conduits ainsi altérés perdent une grande partie de leurs glandes mucipares, ils forment des renflements où le courant des liquides est plus lent, où la stagnation de la bile a lieu. Toutes ces causes facilitent la fixation et le développement des germes et en favorisent les invasions successives.

E. Dupré, dans sa thèse (1), a mis en relief le rôle de la lithiase dans l'infection biliaire secondaire. Il la considère comme « la cause d'appel par excellence ». La production de la lithiase sous l'influence

(1) DUPRÉ. *Les infections biliaires.* Paris, 1891.

directe des microbes, la lithiase résultant d'une infection biliaire primitive et souvent latente, a été discutée au Congrès allemand de médecine interne tenu à Wiesbaden en 1891. Naunyn, Schrœder, Fürbringer et Mosler prirent part à ces débats, et je retiens ici une de leurs conclusions les plus importantes : « L'angiocholite primitive qui provoque le dépôt des premiers éléments constitutifs du calcul peut résulter d'infections de diverse nature contre lesquelles la bile n'a qu'une action antiseptique modérée. Ces infections proviennent de sources diverses que Bouchard, Netter, Gilbert, Girode ont récemment étudiées, mais il faut, pour déterminer le processus lithiasique, deux conditions essentielles ; la stagnation de la bile et l'infection ».

Dans le Traité de médecine qu'ont tout récemment publié MM. Charcot, Bouchard et Brissaud, à l'article Lithiase biliaire, M. Legendre n'accorde qu'une mention à cette idée qui semble contradictoire avec les théories pathogéniques courantes de la diathèse lithiasique. Nous avons reconnu, au cours de nos recherches, une si grande fréquence de l'invasion de la bile par des micro-organismes, sans que celle-ci ait déterminé des symptômes cliniquement appréciables, que nous rapportons au contraire à cette cause la majorité des cas de lithiase biliaire. Ce ne serait plus là une diathèse, mais le simple résultat d'une invasion microbienne temporaire des voies biliaires. Il est à signaler d'ailleurs que la lithiase biliaire manque d'un des caractères principaux d'une diathèse. Les états morbides que nous appelons diathèses passent en effet pour être éminemment transmissibles par l'hérédité. Or, l'hérédité de la lithiase biliaire est très discutable et nous sommes obligés pour la saisir, de passer indirectement par les maladies actuellement tenues pour voisines, telles que la goutte et l'arthritisme.

Étant donnée l'existence des micro-organismes dans la bile, il y a lieu de considérer leur origine et leur fin.

Comment les microbes parviennent-ils dans le liquide cystique ? Ils n'ont pour cela que trois moyens :

1° Passer au niveau du foie par les acini biliaires et suivre les canaux vecteurs de la bile ; 2° remonter de l'intestin par le cholédoque ; 3° franchir les parois mêmes de la vésicule.

Cette dernière voie est de beaucoup la moins fréquente. Il faut pour qu'ils la puissent prendre que les microbes soient charriés dans les parois cystiques par les canaux sanguins ou qu'ils en suivent les espaces lymphatiques. Ces conditions peuvent se réaliser dans les cas d'infection générale. Les agents infectieux sont alors répartis aussi bien dans le parenchyme hépatique que dans les tuniques des conduits et la contamination par les voies supérieures est beaucoup plus importante. Une lésion plus localisée, un kyste microbien développé dans les parois de la vésicule par effraction de ces parois peut déverser directement ses microbes dans la bile. Nous n'avons pas eu l'occasion d'observer cet exemple.

L'origine hépatique et l'origine intestinale sont beaucoup plus communes, mais très difficiles à différencier l'une de l'autre d'une façon précise, surtout dans les maladies générales infectieuses. Dans la pneumonie et la fièvre typhoïde, par exemple, la présence des microbes dans le parenchyme hépatique, les lésions qu'ils y déterminent, la contamination biliaire et l'existence constante du même agent pathogène dans le contenu intestinal forment une chaîne sans fin dont on ne saisirait pas avec certitude l'anneau initial, si l'on ne connaissait ici la prépondérance de la voie sanguine.

L'origine intestinale a été prouvée par des expériences multiples et des constatations déjà nombreuses. (MM. Netter, Gilbert, Girode, Dupré, etc., etc.). Nos résultats identiques, bien que ne se rapportant pas directement aux infections biliaires, ne font que confirmer les faits avancés par ces auteurs. J'ai souvent vu en effet la bile contaminée par des microbes sans que ceux-ci soient parvenus jusqu'aux lobules. Le foie porte alors des lésions, mais elles sont attribuables à des espèces microbiennes autres que celles contenues dans la bile ou ressortissent à d'autres causes. Ce sont les faits où le foie était ainsi épargné qui nous ont servi à déterminer exactement la voie suivie par les microbes.

Des exemples précis établiront mieux notre pensée.

I. *Origine intestinale pure.* — La bile cystique d'un cardiaque, par exemple, contient un microbe. Ce même microbe se trouve dans l'intestin. Il ne se trouve ni dans les parois des conduits biliaires, ni dans le parenchyme hépatique. Il est donc passé de l'intestin dans la vésicule par le cholédoque. C'est le cas le plus simple qu'on puisse observer.

II. *Origine hépatique sanguine présumée d'une espèce microbienne (staphylocoque doré) et origine intestinale d'une autre espèce (B. coli).* — La bile cystique d'un tuberculeux contient deux espèces microbiennes : le staphylocoque doré et le B. coli. Ces deux microbes se trouvent aussi dans l'intestin. Les parois des conduits biliaires sont intactes. Le foie porte des nodules septiques et du staphylocoque seul dans son parenchyme au niveau des capillaires sanguins. Le bacillus coli a passé par le cholédoque, puisqu'il n'est pas parvenu jusqu'au foie. On ne peut que présumer l'origine hépatique du staphylocoque.

III. *Origine hépatique sanguine présumée d'une espèce* (B. *coli*) *et origine intestinale d'autres espèces.* — La bile cystique d'une diabétique contient diverses espèces microbiennes, parmi lesquelles le B. coli. L'intestin contient tous ces micro-organismes. Le foie n'en contient aucun, à l'exception du coli dont il est parsemé, surtout au niveau des vaisseaux portes. (Le pancréas examiné dans ce cas contenait du coli en grande abondance.) On ne peut affirmer ici le simple passage du coli par les voies biliaires inférieures, puisqu'il se trouve prédominant dans la circulation sanguine. Les autres espèces, qui ne semblent pas avoir atteint le foie, ont remonté le cholédoque.

IV. *Confusion des origines hépatique et intestinale.* — La bile cystique d'un pneumonique contient du pneumocoque et du staphylocoque. L'intestin est habité par ces organismes. Les coupes du foie sont parsemées de ces deux microbes associés ; les coupes de la vésicule présentent du pneumocoque. L'infection a donc été générale et il est impossible de déterminer exactement la voie primitivement suivie.

Cet exemple très commun, trouve son application dans la fièvre typhoïde, où souvent tous les organes et humeurs sont contaminés. Nous l'avons encore observé avec notre maître, M. Hanot, dans un cas de tuberculose où le foie, l'intestin et la bile contenaient le bacille de Koch.

On voit par ces quatre exemples, qui ne sont pas imaginés, mais tirés de nos observations, qu'il n'est pas toujours aisé de différencier avec certitude les modes de contamination de la bile et que celle-ci reçoit des microbes tantôt (le plus souvent) de l'intestin seul, tantôt du foie seul, tantôt des deux à la fois et qu'elle peut en outre être envahie simultanément par des microbes différents venus les uns du foie, les autres de l'intestin.

L'origine des micro-organismes biliaires étant connue, que deviennent-ils dans la bile? Le chapitre suivant démontrera qu'ils sont susceptibles d'y vivre. Agissent-ils sur les voies biliaires, sur le foie et la bile ? La fréquence des microbes dans la bile nous avait fait supposer que les lésions directement produites par eux devaient être communes et importantes. Nous avons été étonné de trouver les épithéliums et tuniques des voies biliaires si souvent intacts d'un bout à l'autre de leurs parcours. Cette remarque ne porte que sur les microbes, qui, à mon sens, remontent le cours de la bile, car j'excepte d'une façon absolue les agents d'infection répandus dans le torrent circulatoire et venus au foie par la voie sanguine. Ceux-ci apportent dans le parenchyme hépatique des désordres profonds. On n'a qu'à lire les examens histologiques de nos observations pour se convaincre que pas un seul des foies examinés n'était absolument normal. Les foies provenant de sujets morts de pneumonie, de fièvre thyphoïde, de tuberculose, etc., portent les mêmes lésions, spéciales à chacune de ces maladies, soit que la bile correspondante contienne des microbes, soit qu'elle n'en contienne pas. Dans ces cas, les lésions ne sont pas attribuables aux microbes venus de l'intestin.

Nous ajoutons immédiatement que cette constatation ne porte aucune atteinte à la théorie des infections biliaires d'origine intestinale directe, car, nous le répétons, nos observations, à part deux ou trois exceptions, ont trait précisément à des affections non compliquées cliniquement d'infection biliaire. Elles montrent au contraire la réalité de cette théorie, puisqu'elles prouvent l'existence des microbes dans la bile beaucoup plus fréquente encore qu'on ne le supposait, la facilité avec laquelle ils peuvent passer de l'intestin dans le canal cholédoque et la vésicule et la possibilité d'un état de microbisme réel, mais masqué, rendu latent par le défaut de lésions appréciables. Dans le cas spécial d'infections biliaires, les lésions organiques sont au contraire très étendues : les microbes produisent des cholécystites suppuratives ou catarrhales, des abcès souvent multiples, mais y insister serait sortir du cadre de notre travail et refaire inutilement à cette heure une étude que certains de nos maîtres et de nos amis ont fort bien menée.

Dans les limites de nos recherches, nous avons vu que l'influence du microbisme latent biliaire se portait principalement sur la bile. Et c'est par là que nous avons été amené à adopter la théorie pathogénique de la lithiase biliaire exposée plus haut. La présence des microbes dans la bile amène des modifications dans la constitution de cette humeur. Ces modifications que nous regrettons, faute de compétence, de n'avoir pu étudier chimiquement, sont néanmoins très apparentes physiquement. La teinte de la bile s'éloigne de la coloration jaune orange normale, quand elle contient des microbes ; elle devient brune ou au contraire très pâle. Elle se charge souvent aussi de tons verts et devient même tout à fait verte. Je ne veux point dire que la bile verte soit toujours contaminée ; nous avons vu en effet au chapitre Ier, que certains agents physiques avaient la propriété de verdir le liquide biliaire. Sa consistance augmente ou plutôt le liquide n'est plus homogène ; il est composé de parties les unes plus fluides, les autres plus épaisses. Sa limpidité est troublée. Nous remarquerons encore que dans les biles qui présentèrent une réaction spectrale particulière, nous avons presque constamment trouvé des microbes. Les modifications qui amènent dans la bile l'apparition de ces substances sont-elles causées par les microbes ? Nous ne savons encore rien sur ce point.

La bile sous l'influence des microbes peut donc se trouver modifiée, sans que ces micro-organismes aient pour cela besoin de léser vivement les conduits qu'elle parcourt et le parenchyme qui la sécrète. Ces altérations déterminent la précipitation des matériaux qu'elle renferme, la formation de concrétions, de calculs ; et la lithiase biliaire est établie.

Note. — Cette théorie pathogénique de la lithiase a déjà été émise par V. Galippe en 1886 (1). Généralisant les résultats qu'il avait obtenus sur les calculs salivaires, il étendit ses conclusions aux autres concrétions calculeuses de l'économie.

« Il est permis, dit-il, d'admettre que les micro-organismes trouvant dans les variations physiologiques ou pathologiques de l'organisme des substrata de culture propres à leur développement peuvent exercer dans ces liquides des actions chimiques électives, provoquer des dédoublements ou la précipitation de substances maintenues solubles à l'état normal.

« Pour que cette hypothèse fût acceptable, il fallait démontrer la présence de parasites dans les concrétions calculeuses telles que les calculs biliaires.

« C'est ce que j'ai fait : il y a des parasites dans les calculs biliaires. »

(1) V. Galippe. Mode de formation du tartre et des calculs salivaires ; considérations sur la production des calculs en général ; présence des microbes ou de leurs germes dans ces concrétions. In *Journal des connaissances médicales*, 25 mars 1886.

CHAPITRE IV

Action antiseptique de la bile.

La bile, comme d'autres humeurs de l'organisme a été dotée d'une action antiseptique, et jusqu'en ces derniers temps, cette propriété a été généralement admise.

Les preuves historiques de la réalité de cette action antifermentescible ne manquaient pas. On n'avait en effet qu'à feuilleter les ouvrages de médecine, depuis les vieux livres hippocratiques jusqu'aux traités les plus récents pour trouver des arguments favorables — en prenant soin de sauter les pages où la corruption et la putridité de la bile étaient signalées, où cette humeur était tenue pour « la plus âcre et la plus corrosive » de l'économie —. En matière de recherches historiques, toutes les contradictions se trouvent comme une preuve de l'infinie multiplicité des faits observés et comme la marque de l'indécision et de l'instabilité des théories humaines, variables avec les esprits qui les conçoivent.

Ces contradictions constantes lassèrent Andral au point qu'il écrivit que les rapports des altérations de la bile avec les maladies étaient totalement inconnus et que partant ils ne méritaient aucun cas (Bouisson).

On trouve cependant dans la littérature ancienne des faits qui nous ont semblé intéressants à rapporter parce qu'ils montrent une conception très exacte de l'existence des principes pathogènes dans la bile. Ce sont d'abord les expériences de Deidier, professeur à Montpellier, et envoyé en mission à Marseille lors de la peste qui décima cette ville en 1720. Il publia en 1722, à Zurich, le compte rendu de ses expériences sur la bile et les cadavres des pestiférés (n° 34452. Bibl. Faculté méd.). Bouisson en fit plus tard un résumé très conforme que voici :

« La bile extraite de la vésicule des pestiférés et versée sur des plaies faites à des chiens rendit ces animaux tristes, assoupis et fort dégoûtés. Tous moururent au bout de 3 ou 4 jours avec des bubons, des charbons, des inflammations gangreneuses des viscères, en un mot avec les symptômes de la peste. La bile injectée dans la veine jugulaire ou la crurale des chiens les fit périr en 24 heures, lorsqu'on la recueillit sur des pestiférés, tandis que la transfusion de ce même liquide pris sur des cadavres de sujets morts de pneumonie, d'inflammation cérébrale, etc., fut suivie de symptômes bien moins graves ; un seul animal succomba parmi ceux qui subirent la dernière opération. Pour prouver que la bile servait spécialement de véhicule au virus de la peste, Deidier cite l'exemple d'un chien de l'hôpital du Mail à Marseille qui suivait le chirurgien lors de ses pansements, avalant les débris putréfiés, léchant le sang répandu par terre et qui continua ainsi pendant trois mois sans en être incommodé. Un drachme de bile pestiférée, détrempée dans deux onces d'eau tiède lui fut injectée dans la veine crurale droite et l'animal périt le 4e jour avec un bubon à la cuisse blessée, sur laquelle on observait en outre deux tumeurs charbonneuses et une gangrène de la plaie. »

J.-B. Morgagni dans le « de Sedibus et Causis Morborum » (éd. 1764), cite encore le cas suivant où l'action virulente de la bile est établie.

Et sane veteres quoque medici eosdem fieri affectus agnoscebant, et a lethalis veneni potione, et a corruptione quæ a corpore ortum habeat, videlicet posse hanc esse adeo vehementem, ut veneni tum qualitatem, tum vires æquet. Neque ex posteris plerique deinceps fuerunt ab hac sententia. Quam nescio an ulla confirmare evidentius possit, quam hæc observatio, mecum olim communicata ab Joanne Francisco Cicognino Foroliviensi, spectato, dum viveret, experientique Chirurgo, qui ut Florentiæ didicerat, sic Redii more periculum fecit.

Filiolus Francisci Ridolfi pictoris Foroliviensis, Tertianâ febre maceratus, extenuatusque, novissime diris convulsionibus ingruentibus confectus fuerat.

Abdomine inciso, apparuerunt intestina ad contractum mesentericum retracta, eorum tunicis subrigidis et quasi exsiccatis. Quæ, ut ventriculus quoque, multam continebant æruginosam bilem, cujus attactu scalpellus violaceo colore inficiebatur. Eumdem scalpellum, eadem bile stillantem, in carnem unius et alterius columbi cum leviter impressissent sic quidem, ut bilis intra vulnus remaneret; haud multo post uterque tremens, et convulsus periit. Quin etiam mica panis, illa admista bile, a gallo devorata, hic quoque parem habuit exitum. *Epist. anatom. medica*, LIX, lib. IV.

Vicq d'Azyr, en 1778, au cours d'une épidémie très meurtrière sur les bêtes bovines, relevà la propriété qu'avait la bile de reproduire la maladie après inoculation à des animaux sains.

Enfin Balocchi dans une communication faite au Congrès de Strasbourg, en 1842, rapporta que l'inoculation de la bile prise sur des animaux enragés déterminait la rage.

Plus tard, en étudiant l'élimination des agents pathogènes par les sécrétions, on vit que ces organismes pouvaient passer par la bile. Ce fait fut constaté par maints observateurs aussi bien chez l'homme que chez les animaux et au sujet d'affections très diverses. Ensuite apparurent les infections biliaires. La liste de ces observations est aujourd'hui trop longue pour entrer dans cette étude, où je ne pourrais donner de ces choses qu'une trop simple énumération (1).

La meilleure preuve du rôle antifermentescible de la bile résida longtemps dans ce fait que chez les ictériques et chez les animaux porteurs d'une fistule biliaire, les fèces étaient souvent d'une fétidité excessive. Bidder et Schmidt avaient insisté, dans ces conditions, sur ce rôle antiputride de la bile. Mais il fut démontré par les expériences de Röhmann (2) que le défaut de bile dans le contenu intestinal n'amenait point fatalement la fétidité des fèces. Plus récemment, M. Dastre (3) dans une de ses belles études sur la physiologie biliaire faisait la même constatation. Stolnikoff (4) avait d'ailleurs remarqué que la seule présence de la bile n'empêchait pas la fermentation putride dans l'intestin, et il admettait que la bile favorise seulement la résorption des matières susceptibles de fermenter. Maly et Emich (5) étudiant l'action des acides biliaires sur la putréfaction et les fermentations trouvèrent que l'acide taurocholique a une action antifermen-

(1) On trouvera des renseignements utiles sur ces questions dans les Infections biliaires de Dupré, les Bulletins de la Société anatomique, la Revue d'Hayem, et les comptes rendus récents des Sociétés savantes françaises et étrangères.

(2) Röhmann. Beobachtung an Hunden mit Gallenfistel. *Habilitazionschrift.* Breslau, 1882.

(3) Dastre. Recherches sur les variations diurnes de la sécrétion biliaire. *Archives de physiologie normale et pathologique*, 1890.

(4) Stolnikoff. Ueber die Wirkung der Galle auf die Fäulniss von Fibrin und Fett. *Zeitschrift. für physiolog. Chemie*, 1878.

(5) Maly et Emich. Ueber das Verhalten der Gallensauren zü Eiweiss und Peptonen und über deren antiseptiche Wirkungen. *Sitzungsgerichte der Kais. Akad. der Wissenschaften.* Wien., 1883.

tescible manifeste. A la dose de 0 gr. 5 pour 100, il empêche la putréfaction; à 0 gr. 2 pour 100, il entrave la fermentation alcoolique, à 0 gr. 25 pour 100, la fermentation lactique. La seule action de l'acide glycocholique est presque nulle, nulle ou adjuvante selon la fermentation considérée.

Les expériences de Lindberger (1) démontrèrent que l'influence antiseptique de la bile était nulle quand le milieu était neutre ou alcalin et qu'elle prenait au contraire une grande intensité quand le milieu était légèrement acide. L'action antiseptique biliaire peut donc avoir son importance dans les portions du tube digestif qui contiennent un suc acide, mais n'a aucun effet dans les voies biliaires où la bile est toujours alcaline ou neutre. G. Bufalini (2) vit de son côté que la bile en nature était putrescible, mais que les acides biliaires étaient antiseptiques. En 1886, MM. Charrin et Roger (3) firent des recherches sur l'action antiseptique de la bile. Leurs conclusions, confirmant celles de Bufalini, furent que la bile fraîche en nature placée dans des bouillons stérilisés et ensemencés avec des microbes divers ne gêne pas notablement le développement de ces microbes à la dose de 66 c.c. par litre et au delà. Ils reconnurent le taurocholate comme le plus actif des sels biliaires ; la lécithine et la cholestérine dans la proportion de 1 pour 10 de bouillon n'exerçaient aucune action. M. Roger (4) reproduisit cette opinion dans sa thèse en disant que « la bile ne peut être considérée comme un liquide antiseptique, mais qu'elle renferme des substances qui mises en liberté dans l'intestin peuvent gêner la putréfaction des matières alimentaires ».

Kossel et Limbourg arrivèrent dans leurs recherches sur le pouvoir antiseptique des acides biliaires à un résultat analogue.

Enfin Copeman et Winston (5), au cours d'observations sur la bile humaine recueillie par une fistule, firent des essais de cultures dans

(1) LINDBERGER. Om Gallans betydelse for föruttnelsen itermo darmen. *Upsala läkare förenings förhandl*, vol. XIX, p. 467.

(2) BUFALINI. Action antiseptique des principes biliaires. *Archiv. italiennes de biologie*, t. V, fasc. 3, 1884.

(3) CHARRIN et ROGER. Note sur l'action antiseptique de la bile. *Société de biologie* 7 août 1886.

(4) H. ROGER. *Action du foie sur les poisons*. Paris, 1887.

(5) COPEMAN et WINSTON. Observations on human bile obtained from a case of biliary fistula. *The Journal of Physiology* by Michael Forster, 1889, vol. X.

des tubes de gélatine mêlée de 30 à 60 0/0 de bile. Les micro-organismes du charbon, de Finkler-Prior, et de la septicémie du lapin se développèrent aisément dans ce milieu.

Nous avons nous-même entrepris quelques expériences sur ce sujet. Les biles cystiques provenant de sujets morts de tuberculose, d'affections cardiaques et de pneumonie franche ont servi à ces essais. Le résultat obtenu avec les biles de tuberculeux a déjà été publié par M. Hanot et moi, dans une étude de la bile cystique dans la tuberculose humaine. Nous avons extrait de ces notes les parties relatives à la bile des tuberculeux. La technique employée fut la suivante.

La bile prise dans la vésicule est rapidement filtrée pour la débarrasser des substances grossières qu'elle peut tenir en suspension, puis répartie en tubes et soumise pendant 20 minutes à l'action de l'autoclave à 120°. La bile, au sortir de l'autoclave, a changé de couleur ; sa teinte s'est assombrie, de brun orange elle est devenue vert sombre. Suivant sa richesse en mucus, celui-ci par l'action de la chaleur s'est rassemblé en grumeaux assez concrets, plus ou moins abondants. Ces tubes étaient ensuite maintenus à l'étuve à 35°-37°, pendant un temps variable, 48 h., 4 jours, 8 jours. Lorsqu'aucun changement appréciable ne s'était fait dans leur masse, ils étaient ensemencés. La bile était pure, sans mélange d'aucune autre substance, sans incorporation d'un milieu nutritif quelconque.

Comme contrôle, le contenu de chacun des tubes fut ensemencé sur divers milieux, bouillon, gélatine, gélose, immédiatement avant de recevoir l'espèce microbienne essayée. L'ensemencement définitif fut fait avec une seule anse de platine, chargée pour chaque tube. Nos expériences ont porté sur deux espèces microbiennes : le bacillus coli communis et le staphylococcus aureus. Les tubes restèrent à l'étuve 4 jours en moyenne. Après ce temps, ils étaient ensemencés sur des milieux ordinaires neufs et en même temps examinés au microscope en gouttes suspendues et en préparations diversement colorées.

Les résultats obtenus ont été les suivants : Tous les tubes de bile mis en expérience et certifiés stériles par l'ensemencement préalable de leur contenu et la conservation intacte des tubes témoins ont donné lieu à des cultures pures des microbes cultivés et à la présence de ces microbes dans les préparations en nombre aussi grand que s'il se fût agi d'une culture faite sur du bouillon dans les conditions courantes.

Nous avons toutefois remarqué certaines particularités dont voici les plus notables :

1° Le développement du bacillus coli se fait généralement avec plus d'énergie que celui du staphylococcus aureus, quelle que soit la provenance de la bile-culture.

2° La provenance de la bile-culture n'est pas indifférente au développement des microbes quels qu'ils soient : certaines biles sont plus favorables que d'autres.

Il n'est pas très aisé d'avoir de la bile humaine en quantité suffisante pour faire un grand nombre de tubes, surtout si l'on tient à avoir des détails précis sur l'origine de la bile. Nous n'avons expérimenté que sur des biles provenant de nos observations personnelles. Les biles des cardiaques et celles des tuberculeux nous ont donné au point de vue des cultures des résultats analogues ; mais des différences ont éte observées entre les biles des tuberculeux et celles des pneumoniques.

Nous prenons sur le cahier du laboratoire un exemple de ces différences. Nous avons plusieurs fois observé chose pareille.

Ensemencements faits le 21 juin. Environ 10 c. c. de bile stérile par tube.

DATES	BILE DE TUBERCULEUX		BILE DE PNEUMONIQUE	
	Bac. coli.	*St. aureus.*	*Bac. coli.*	*St. aureus.*
24 juin.	Cult. abondante.	Cult. abondante.	Cult. très abond^te.	Cult. abondante.
	Réensemencements sur milieux neufs.			
26 juin.	Cult. abondante.	Cult. abondante blanche.	Culture abondante.	Cult. abondante blanche.
	Pas de décoloration manifeste de la bile.		Décoloration très manifeste de la bile.	Légère décoloration de la bile.
28 juin.	Cult. abondante.	Culture encore blanche.	Id.	Culture blanche.
30 juin.	Id.	Commence à se couvrir de points jaunes.	Id.	Culture blanche.
13 juillet.	....	....	....	Commence à se couvrir de points jaune citrin.

Le bacillus coli pousse mieux dans la bile des pneumoniques que dans celle des cardiaques ou tuberculeux. Les cultures amènent quelquefois une décoloration de la bile qui est surtout manifeste pour le B. coli. Le staphylococcus aureus au sortir de la bile perd pour un certain temps sa couleur.

Les cultures-mères, qui ont servi à l'ensemencement initial des tubes de bile, provenaient de races microbiennes venues de la bile. Nous avons employé par comparaison du staphylococcus aureus provenant de pus directement puisé sur un malade, les résultats ont été sensiblement les mêmes. Cependant la réapparition de la teinte jaune sur les milieux réensemencés nous a semblé plus précoce dans le dernier cas. Cette teinte est la plupart du temps restée plus pâle que celles des cultures-mères. Le staphylococcus aureus passant par la bile semble y perdre une partie de son pouvoir chromatogène.

La réaction de la bile-culture était légèrement alcaline ou neutre.

Dans ces recherches, la stérilisation de la bile a le grand inconvénient de porter à une haute température un liquide qui, comme toutes les humeurs émanées des corps vivants, est éminemment susceptible d'être modifiée par les agents physiques. Aussi avons-nous essayé d'un moyen plus simple. En même temps que les ensemencements ordinaires étaient faits, une pipette de bile était prélevée, scellée et abandonnée à la température ambiante. Reprise dans la suite, cette bile était semée et les résultats des cultures comparés à ceux qu'avait donnés l'ensemencement primitif. En agissant ainsi, on retrouve la plupart du temps dans les dernières expériences les microbes éclos lors des premières. Au bout de plusieurs semaines, la bile contient encore des germes vivaces.

La plus intéressante et la plus longue observation que nous ayons faite est la suivante. Elle a trait à la bile de l'observation XIX. Cette bile prélevée 45 minutes après la mort et semée le 13 avril avait donné du staphylococcus albus, du st. citreus et du B. coli. Un échantillon fut conservé pendant plus de quatre mois. Ensemencé le 1er septembre, il donna du B. coli et du staphylococcus albus. Mais cette fois les cultures ne produisirent aucune race jaune.

La conclusion de ces recherches est donc que la bile pour le staphylococcus aureus et le bacillus coli ne jouit d'aucune action antiseptique appréciable et que ces micro-organismes y trouvent au contraire un terrain propice à leur développement.

M. Netter, à qui nous fîmes un jour part de ces résultats, nous donna alors une indication bibliographique précieuse et voulut bien nous confier un travail très important dû au Dr Bernabei Corrado, de Rome (1). Cette étude a trait au passage des germes pathogènes dans la bile et le contenu intestinal et à l'action de la bile et du contenu intestinal sur ces germes. Retenons les parties relatives à l'action de la bile sur les microbes pathogènes. Les expériences du Dr Corrado ont porté sur le diplocoque de la pneumonie, sur le bacille du charbon, de la morve, le pneumo-bacille de Friedlander, le bacille typhique, le staphylococcus pyogenes aureus, etc. Il a employé la méthode des plaques, celle qui sert d'ordinaire à étudier les propriétés bactéricides des humeurs.

Une culture sur bouillon du microbe à essayer est semée dans un tube contenant de la bile stérile. Après un temps déterminé de contact, on ensemence avec cette bile contaminée un tube de gélatine, dont on fait une plaque, sur laquelle on laisse les colonies se développer. On fait ensuite à intervalles réguliers des plaques semblables.

On a ainsi une série de plaques contenant des colonies issues de germes ayant séjourné 1 h., 2 h., 3 h., etc., dans la bile. Si l'on a soin de faire primitivement une plaque avec la culture-mère, pure, venant du bouillon, sans passer par la bile, on a ainsi une plaque dite de contrôle, qui sert de terme de comparaison.

Le Dr Corrado a employé la bile de génisse de un à deux ans prélevée avec toutes les précautions convenables. Les expériences ont donné les résultats suivants que nous trouvons dans ses tables.

Nombre moyen des colonies données par les plaques de gélatine.

		Charbon	Morve	Bac. de Friedländer	Typhique	St. aureus
Après	1/2 heure.	169	34.440	960	3.117	2.590
	1 h. 1/2	175	16.200	1.560	2.792	1.428
	3 h.	335	36.936	1.040	∞	2.233
	18 h.	6.160	62.019	38.424	∞	2.838

Dans ces conditions, on voit que les micro-organismes sont sus-

(1) Bernabei Corrado. Sul passagio dei germi patogeni nella Bile e nel contenuto enterico e sull' azione che ne risentono. *Annali dell' Instituto d'Igiene sperimentale del Prof. Angelo Celli*, 1890, vol. II.

ceptibles de vivre dans la bile. Il est intéressant de remarquer la diminution dans le nombre des colonies suivant l'heure de la composition des plaques. La pullulation semble subir un retrait pour reprendre ensuite son essor. Le bacille typhique, par exemple, donne 3,117 colonies après une demi-heure de séjour dans la bile, et 2,792 seulement après une heure et demie ; les heures suivantes, ses colonies deviennent incommensurables. Le staphylocoque doré a une allure semblable. Il s'agit peut-être là des phénomènes d'adaptation au milieu que M. Hafkine (1) a étudiés l'année dernière et sur lesquels a insisté M. de Christmas (2) dans une étude récente.

Comparant ses résultats aux cultures sur milieux nutritifs (bouillon) M. Corrado conclut en disant que l'action de la bile sur le développement des germes pathogènes est indifférente pour le bacille typhique, le pneumo-bacille de Friedlander et le staphylococcus aureus et fertilisante pour le bacille de la morve. La bactéridie charbonneuse se développe suffisamment dans la bile, mais meurt au bout de 24 à 48 h. : résultat identique à celui qu'avaient donné MM. Straus et Chamberland (3) pour ce micro-organisme.

Le point très intéressant de l'action de la bile sur le pouvoir pathogène des bactéries a été recherché par M. Corrado : le savant italien n'affirme à ce sujet qu'un fait positif, la perte de virulence de la bactéridie charbonneuse après 18 heures de séjour dans la bile.

Considérant l'ensemble des recherches précédentes, nous croyons pouvoir dire que l'action de la bile sur les germes est beaucoup moindre qu'on ne le pense généralement et que cette humeur constitue un milieu de culture auquel les espèces microbiennes communes peuvent aisément s'adapter. Elles y vivent, s'y développent et y prospèrent.

(1) HAFKINE. Recherches sur l'adaptation au milieu chez les infusoires et bactéries. *Annales de l'Institut Pasteur*, 1890.

(2) J. DE CHRISTMAS. Etude sur les substances microbicides du sérum. *Ibid.* 1891.

(3) STRAUS et CHAMBERLAND. Recherches expérimentales sur la transmission des maladies virulentes de la mère au fœtus, etc. *Archives de physiologie*, 1883.

CONCLUSIONS

Les conclusions principales que nous tirons de cette étude sont les suivantes :

Partie physique. — I. — La bile verte, chez l'homme, est toujours une bile anormale.

II. — Les agents physiques susceptibles de faire varier la couleur de la bile sont par ordre d'activité : la température sous pression ; l'air (oxygène) ; la lumière.

III. — Le pouvoir tinctorial de la bile est sensiblement égal à celui du sang.

IV. — La bile possède toute sa couleur au niveau des acini biliaires.

V. — A l'état pathologique, elle est susceptible de prendre les colorations les plus diverses (noire, rouge, bleue, verte, jaune, incolore).

VI. — La bile incolore correspond le plus souvent à l'acholie pigmentaire de M. Hanot.

VII. — La bile est plus visqueuse dans la vésicule, non parce qu'elle y subit une concentration, mais parce qu'elle y reçoit un excès de mucus.

VIII. — La densité de la bile pathologique est sensiblement la même que celle de la bile normale : elle a varié dans les cas observés entre 1,011 et 1,036.

IX. — La réaction en est légèrement alcaline, souvent neutre.

X. — La bile est susceptible de présenter, dans certains cas, des spectres variés.

Partie micrographique. — I. — Les éléments microscopiques les plus fréquents dans la bile pathologique récente sont : des cellules provenant de l'épithélium cystique, du mucus, des cristaux de bilirubine pure ou combinée, des composés sodiques et calciques, des granulations pigmentaires amorphes.

II. — La biliverdine ne se trouve que dans les biles déjà modifiées.

Partie bactériologique. — I. — Il est fréquent que la bile de l'homme contienne des microbes. Nos expériences donnent la proportion de 57,14 pour 100 (24 fois sur 42).

II. — Ces micro-organismes sont très divers. Nous avons relevé seize espèces qui sont soit isolées, soit associées.

III. — Deux espèces ont une fréquence remarquable : le staphylococcus albus et le bacillus coli communis.

IV. — La présence des microbes dans la bile peut ne déterminer aucun symptôme appréciable.

V. — Les modifications subies par la bile se traduisent le plus souvent par une précipitation de ses éléments.

VI. — La lithiase biliaire, à son début, est le résultat d'une infection temporaire et souvent non cliniquement appréciable des voies biliaires.

VII. — La plus importante des voies de contamination de la bile est, comme on l'a déjà démontré, la voie intestinale.

VIII. — L'action antiseptique de la bile doit être considérablement réduite. Certains micro-organismes, tels que le St. aureus et le B. coli vivent aisément dans la bile pure.

IX. — Certaines biles (pneumonie) sont particulièrement propices au développement des micro-organismes.

PLANCHE I

FIGURE I

Coupe d'une vésicule normale.

a. — Couche villo-glandulaire avec son épithélium.

b. — Couche musculaire (partiellement figurée).

c. — Culs-de-sac glandulaires coupés très près de leur extrémité inférieure.

d. — Vaisseaux sanguins.

FIGURE II

Éléments trouvés dans la bile.

a. — Cellules épithéliales en voie de dégénérescence (sans artifice de coloration).

b. — Lambeaux épithéliaux (éosine).

c. — Cristaux de bilirubine.

d. — Formes cristallines simples de glycocholate de soude.

e. — Cristaux d'acides gras.

f. — Tables de cholestérine prises dans du mucus concret.

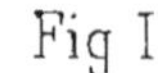
Fig I.

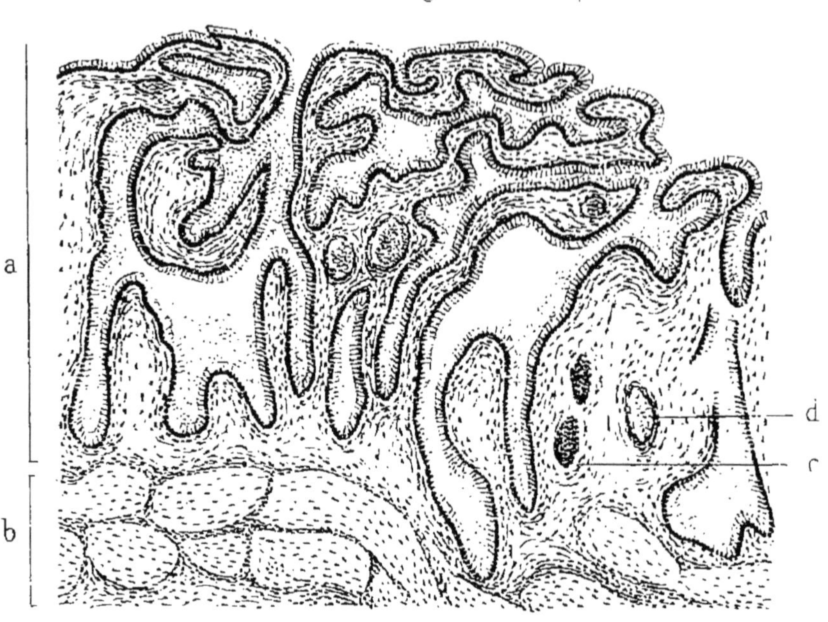
a
b
d
c

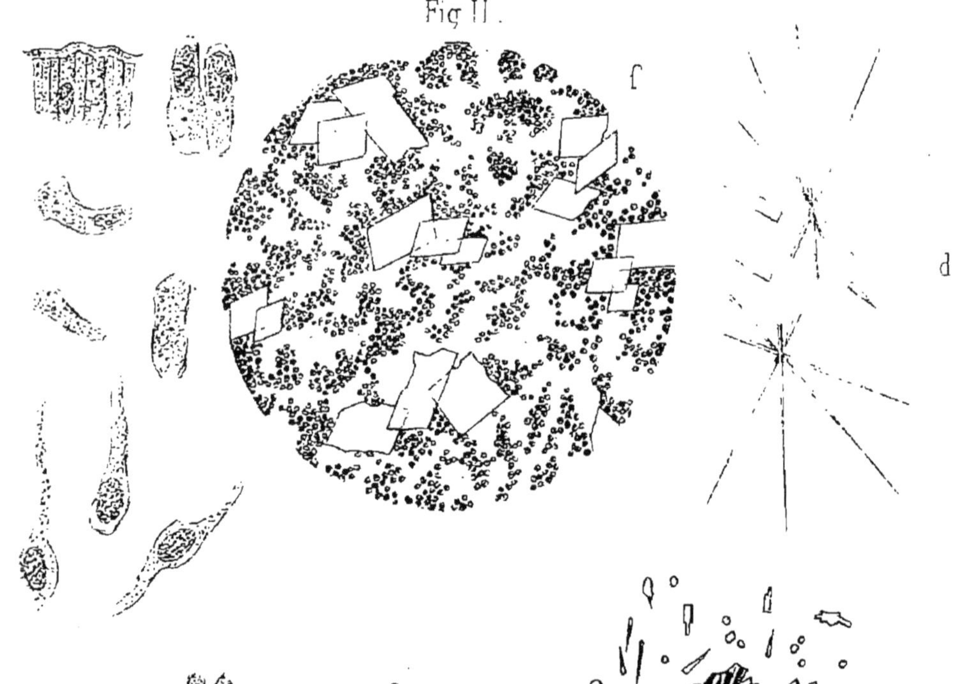
Fig II.
f
d
e
b
c

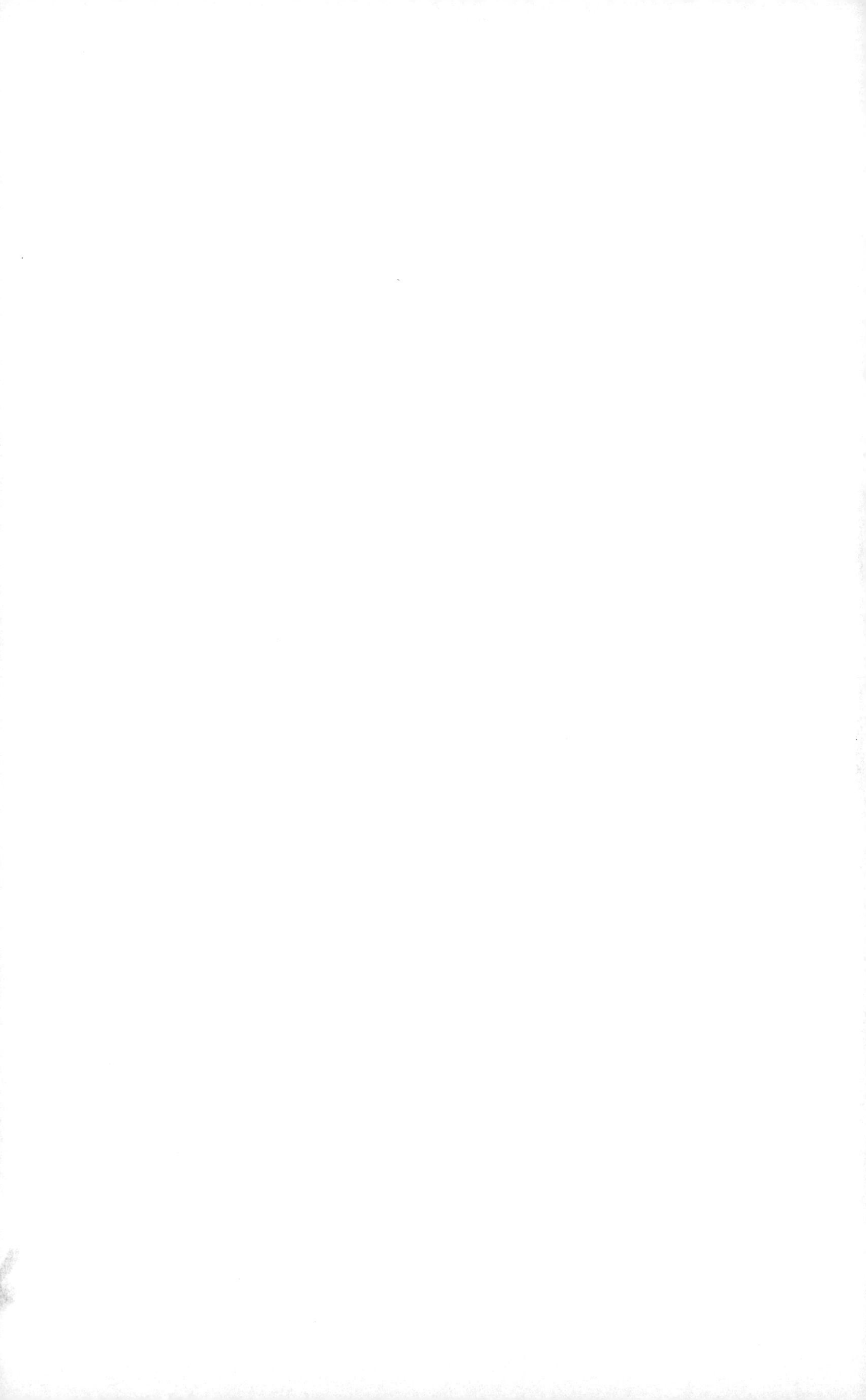

PLANCHE II

Figure I

Coupe d'un foie pneumonique contenant des pneumocoques et des staphylocoques.

Figure II

Préparation de bile contenant des streptocoques et des cocci.

Fig.I.

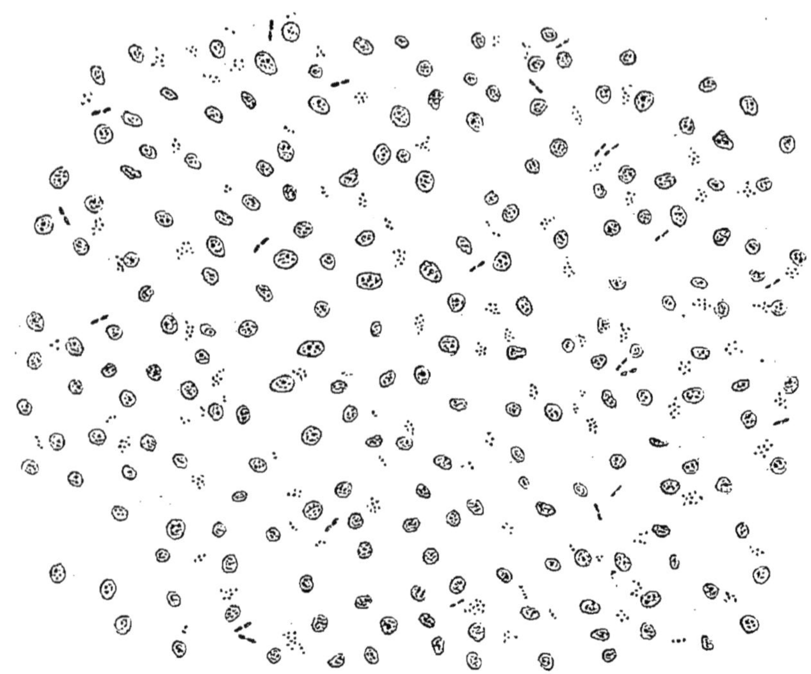

Fig.II.

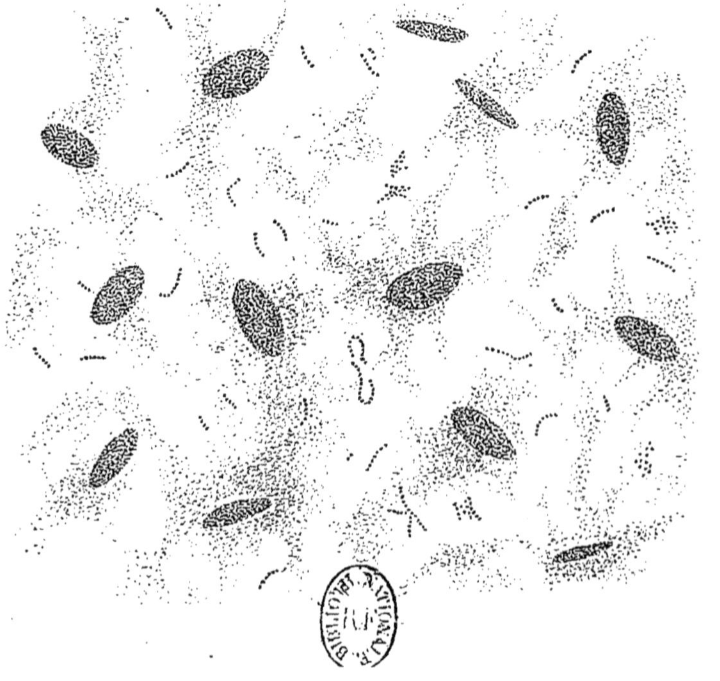

Documents complémentaires.

Sont réunies sous ce titre les observations cliniques et histologiques relatives aux biles dont les examens bactériologiques ont été négatifs. Nous avons déjà dit que nous ne prétendions pas avoir relevé tous les micro-organismes existant dans la bile pour les cas précédemment décrits ; nous n'affirmons pas que les biles suivantes aient été toutes privées de germes, nous disons seulement qu'elles sont restées stériles dans les milieux courants où nous les avons ensemencées.

OBSERVATION XXV. (HANOT et LÉTIENNE. *Loc. cit.*)

OBS. CLINIQUE (résumée). — B..., Sylvestre, machiniste, âgé de 34 ans, entre le 1er novembre 1890 à l'hôpital St-Antoine, dans le service de M. Hanot, salle Magendie, n° 40.

Antécédents héréditaires positifs. Accidents strumeux dans l'enfance. Symptômes de tuberculose pulmonaire et hémoptysies en juillet 1888; en janvier 1889, pneumothorax ; en août 1889, pyopneumothorax ponctionné. Mort le 10 février 1891.

AUTOPSIE (résumée). — Épanchement purulent dans la plèvre gauche. Rétraction et sclérose du poumon gauche. Cavernes et granulations, masses gélatiniformes de pneumonie caséeuse à droite. Pas de tuberculose hépatique

EXAMEN HISTOLOGIQUE ET BACTÉRIOLOGIQUE. — *Foie*. Pas de cirrhose. Surcharge graisseuse des cellules hépatiques surtout dans les parties centrales du lobule. Pas de tubercules, pas de nodules embryonnaires. Pas de microbes sur les coupes.

Bile. — Prélevée 3 heures après la mort.

Pas de micro-organismes dans les préparations.

Toutes les cultures furent négatives.

RÉSUMÉ. — *Tuberculose pulmonaire. Pyopneumothorax. Foie gras. Bile sterile.*

Observation XXVI.

Obs. clinique (résumée). G..., cordonnier, âgé de 52 ans, entre le 3 janvier 1891, à l'hôpital St-Antoine, dans le service de M. Hanot, salle Magendie, nº 20.

Antécédents héréditaires. — Négatifs sauf une sœur opérée d'un kyste de l'ovaire.

Antécédents personnels. — Rougeole dans l'enfance. Pas de syphilis. En 1884, ablation d'une tumeur sous-maxillaire.

Pas de récidive immédiate. En juillet 1890, déglutition difficile, puis certaine gêne respiratoire. En janvier, accès de dyspnée. Il entre à l'hôpital où l'on constate une tumeur sur l'amygdale gauche. En outre, sur la paupière supérieure gauche, tumeur molle du volume d'une noix ; trois autres mamelons plus petits sur le frontal ; tumeur douloureuse sur le tibia gauche. Le 7 janvier, cyanose, dyspnée extrême, trachéotomie. Les tumeurs préexistantes progressent, et il en apparait d'autres en divers points. Le 21 février, cyanose, tremblement des membres, coma. Mort.

Autopsie. — Masses néoplasiques nombreuses sur l'épicrâne, confluentes au niveau de la suture sagittale et des sutures fronto-pariétales. Perforation complète de la calotte crânienne; adhérence des mamelons cancéreux à la face externe de la dure-mère. Intégrité parfaite de la face interne libre de toute adhérence avec la pie-mère et la surface des circonvolutions. Le cerveau, le cervelet, la moelle cervicale sont d'aspect normal. Le foie est farci de noyaux cancéreux : 1500 gr. Rate grosse, ramollie. Poumons emphysémateux et congestionnés. Cœur et reins normaux. En différents points du corps, surtout sur le tibia gauche, se trouvent de gros noyaux cancéreux en rapport direct avec les os qu'ils ont rongés et déchiquetés.

Examen histologique et bactériologique. — Les fragments des diverses tumeurs ont tous le même aspect, celui du sarcome à petites cellules.

Foie. — Léger degré de cirrhose périlobulaire. Congestion marquée et ampliation des vaisseaux portes et des veines sus-hépatiques, surcharge graisseuse diffuse.

Amas cristallins pigmentaires prédominant au voisinage des travées scléreuses.

Au niveau des noyaux cancéreux du foie, les travées conjonctives sont beaucoup plus épaisses ; les cellules hépatiques sont moins graisseuses que dans le reste du parenchyme. Les lobules proches du nodule cancéreux sont devenus oblongs, par suite de la compression ; et sont orientés de façon à former une ceinture de lobules fusiformes autour du point néoplasique.

La granulation cancéreuse est directement entourée d'une co ue de tissu fibreux compacte, longée par des vaisseaux nombreux et distendus. Pas de microbes sur les coupes.

Bile. — Prélevée 1 heure après la mort.

Pas de micro-organismes dans les préparations.

Cultures négatives.

RÉSUMÉ. — *Sarcome généralisé. Propagation au foie. Bile stérile.*

OBSERVATION XXVII. (HANOT et LÉTIENNE. *Loc. cit.*)

OBS. CLINIQUE (résumée). — H..., tourneur en cuivre, âgé de 36 ans, entre le 20 janvier 1891, à l'hôpital St-Antoine, service de M. Hanot, salle Magendie, n° 8.

Antécédents héréditaires peu nets. Accidents strumeux dans l'enfance. Bronchites fréquentes. En 1889-1890, grippe à forme pulmonaire. En octobre 1890, première hémoptysie. En 1891, lésions tuberculeuses profondes et étendues des deux poumons. Mort le 1er mars.

AUTOPSIE. — Lésions généralisées aux deux poumons. Foie volumineux. Pas de tubercules appréciables. Ulcérations intestinales.

EXAMEN HISTOLOGIQUE ET BACTÉRIOLOGIQUE. — *Foie.* — Tubercules miliaires du foie, Pas de surcharge graisseuse. Bacilles de Koch.

Bile. — Prélevée 30 minutes après la mort.

Pas de micro-organismes dans les préparations,

Toutes les cultures furent négatives.

RÉSUMÉ. — *Tuberculose pulmonaire. Tubercules du foie. Bile stérile.*

OBSERVATION XXVIII

OBS. CLINIQUE (résumée). — J..., Céline, domestique, âgée de 18 ans, entre le 24 février 1871, à l'hôpital St-Antoine, service de M. Hanot, salle Grisolle, n° 13.

Antécédents personnels négatifs. — Habite Paris depuis 10 mois, il y a dix jours, épistaxis, céphalalgie, douleurs lombaires, crampes d'estomac, lassitude générale. Puis les jours suivants, frissonnements, légère angine, insomnie, constipation.

A son entrée, langue blanche, gorge sèche, anorexie, soif vive. Ventre ballonné non douloureux. Pas de taches rosées. Matité splénique nette.

Quelques douleurs intercostales et lombaires : rien à la poitrine. Pouls 120. Temp. : 40°,4.

Urines rares, 500 c. c. Ni sucre ni albumine.

Le 26 février, diarrhée, pas de taches lenticulaires. Râles sibilants et ronflants. Pouls 106. Temp. 39°,8.

Le 27. Délire, puis prostration

Le 28. Mort.

Autopsie. — Plaques de Peyer extrêmement tuméfiées, dures sur les bords qui forment un bourrelet saillant.

Foie : 1080 gr. semble normal.

Rate : 150 gr., de coloration noire.

Examen histologique et bactériologique. — *Foie.* — Topographie générale normale. Nodules nombreux analogues à ceux qui ont été décrits dans le foie typhique par Legry. Ces nodules sont assez confluents. Certaines coupes (de 1 centim. environ de côté) en présentent jusqu'à dix-huit. Pas de microbes nets sur les coupes.

Bile. — Prélevée 8 heures après la mort. Préparations et cultures négatives.

Résumé. — *Fièvre typhoïde. Nodules infectieux du foie. Bile stérile.*

Observation XXIX

Obs. clinique. — L..., Antoine, peintre sur porcelaine, âgé de 37 ans, entre le 7 janvier 1891, à l'hôpital St-Antoine, service de M. Hanot, salle Magendie, n° 17.

Antécédents héréditaires. — Père mort d'accident. Mère morte d'un cancer du sein. Une sœur âgée de 65 ans porte une tumeur au sein.

Antécédents personnels. — Dans l'enfance, gourmes, pas de fièvres éruptives. En 1870, rhumatisme articulaire aigu, qui dura cinq semaines. La maladie actuelle a débuté en août 1890. Un soir, après le repas, il eut un malaise subit, et pendant trois jours, il se sentit fatigué et sans appétit ; puis il eut de l'ictère. En même temps, il eut de la diarrhée, mais les matières étaient encore colorées. Depuis 3 mois, elles sont blanchâtres, analogues à du mastic. Les urines, tres foncées, tachaient le linge. Pas de douleurs localisées, faiblesse progressive.

État actuel. — Amaigrissement prononcé. Ictère très accusé. Démangeaisons surtout aux mains et aux pieds.

La langue est bonne. Le malade a du dégoût pour les aliments gras, qu'il digère difficilement. Il a une soif assez vive. Pas de vomissements. L'estomac est dilaté, non douloureux à la palpation. Hémorrhoïdes facilement saignantes. Le foie déborde les fausses côtes de deux travers de doigt ; la matité supérieure est au niveau de la 5e côte. Sa surface est lisse. Pas de matité splénique.

Le malade tousse un peu. Expectoration muqueuse. Signes d'emphysème pulmonaire.

Le cœur semble normal. Les radiales sont athéromateuses. Pouls : 60.

Urines très foncées, surchargées de pigments biliaires. Ni albumine, ni sucre.

19 janvier. Les matières sont un peu colorées. Gingivite légère (calomel).

Le 25. Amélioration.

4 février. Epistaxis. Les matières ont une couleur vert noir. Urines beaucoup moins pigmentées. Température normale.

Le 18. Ictère persistant. Météorisme abdominal.

2 mars. Vomissements. Inappétence complète.

Le 3. Nausées. Affaiblissement marqué.

Le 5. Vomissements d'un liquide noirâtre fétide. Marasme.

Le 6. Mort.

Autopsie. — La cavité abdominale est presque entièrement occupée par l'estomac. La grande courbure longe la paroi gauche de l'abdomen, descend jusqu'au pubis, puis remonte le long de la paroi droite de l'abdomen pour disparaître au-dessous du foie. La petite courbure est pliée en deux. Ses bords ont ainsi l'aspect d'une fente rectiligne.

Le foie occupe sa place ordinaire : il a une coloration verte due à la rétention biliaire.

L'estomac extrêmement distendu contient 7 à 8 litres de liquide. Ce liquide est de couleur violet gris : il en impose au premier abord pour du mélæna ; mais on reconnaît que cette coloration est produite par des aliments décomposés et mélangés de lait et de vin. L'odeur de ce liquide est légèrement aigrelette, non fétide. L'estomac étant vidé, la longueur de la petite courbure est de 22 centim., la longueur de la grande courbure est de 81 centim. La face interne a perdu ses saillies et ses mamelons normaux ; elle a un aspect rayonné dû à la disposition des fibres musculaires allant de la petite à la grande courbure. En quelques points de la muqueuse, et principalement au niveau de la petite tubérosité et vers le pylore, on voit une vascularisation marquée. Sur la partie moyenne du viscère sont de petites macules noirâtres. L'orifice pylorique ne porte aucune trace de sténose.

La 2e partie du duodénum, sur une longueur de 6 millim. environ, est convertie en un canal extrêmement rétréci. Cette disposition est produite par un bourgeon cancéreux développé aux dépens de la tête du pancréas ; le bourgeon prend toute la circonférence de l'intestin au niveau de l'ampoule de Vater. Sur une coupe de la tumeur on peut reconnaître le cholédoque et le canal de Wirsung, tous deux aplatis, comprimés et encastrés dans le tissu néoplasique. A deux centimètres de son embouchure le canal cholédoque se perd dans la tumeur. On y fait avec précaution passer une sonde cannelée ; on détermine ainsi son trajet intranéoplasique. On voit alors qu'en ce point il n'est pas coloré par la bile. En amont, au contraire, il a une coloration vert noir : il n'est pas manifestement dilaté. Au niveau de la 3e portion du duodénum, l'intestin reprend ses caractères normaux et jusqu'à l'extrémité inférieure ne présente à noter que la petitesse ordinaire des anses intestinales chez lès gens morts inanitiés.

Le pancréas est atrophié, on reconnaît à peine son tissu glandulaire : les parties restantes ont pris une coloration jaune et un aspect graisseux. La tête du pancréas est complètement dégénérée et forme la plus grande partie de la tumeur qui embrasse circulairement le duodénum.

Le foie pèse 1535 gr. Il a une teinte verte. A la surface, sont des stries fibreuses qui semblent correspondre à une sorte de rétraction du tissu. A la coupe, on voit que les parties fibreuses sont accentuées, surtout au niveau des canalicules biliaires, généralement très dilatés. C'est à peine s'il existe, dans tout l'organe, deux ou trois noyaux cancéreux très petits. Un de ces noyaux occupe la pointe du lobe de Spiegel.

Examen histologique et bactériologique. — *Foie.* — Lésions de rétention biliaire très accentuées et sclérose diffuse. Pas de microbes sur les coupes.

La néoplasie est du type : épithéliome alvéolaire.

Bile. — Prélevée 6 heures après la mort.

La vésicule biliaire très distendue contient 150 c. c. de bile. Celle-ci est noire, analogue à de la suie délayée. La bile est légèrement sirupeuse. Elle ne contient pas de calculs volumineux, mais un simple dépôt formé par une fine poussière noire. La réaction est très légèrement alcaline. Elle donne au spectroscope une forte extinction des couleurs droites du spectre. Elle ne contient pas d'urobiline. La réaction de Gmelin n'est pas obtenue franchement : il y a apparition d'une coloration verte vague puis d'un disque orange sale persistant, les autres nuances du jeu de couleurs n'apparaissent pas. L'éther et le chloroforme dissolvent seulement un pigment brun sale. La réaction de Pettenkofer (acides biliaires) est nette. Cette bile ne contient ni albumine ni sucre.

Au microscope, on y trouve en grande quantité des amas de mucus de toutes formes et remplis de granulations réfringentes, de très fines cristallisations jaune terne et des tables de cholestérine. On n'y voit pas de micro-organismes.

Toutes les cultures sont restées stériles.

Résumé. — *Cancer de la tête du pancréas. Obstruction complète du cholédoque. Dilatation vésiculaire. Bile noire, stérile.*

Observation XXX

Pas d'observation clinique suivie. Homme de 58 ans, entré en mars 1891, à l'hôpital St-Antoine, service de M. Hanot, salle Magendie, n° 38.

Œdème des membres inférieurs, dyspnée, asystolie. Mort le 8 mars.

A l'autopsie, cœur très hypertrophié.

Athérome aortique très accusé.

Reins scléreux ; foie muscade.

Examen histologique et bactériologique (résumé). — *Foie.* — Type du foie cardiaque avec foyers d'apoplexie au centre des lobules. Surcharge cristalline pigmentaire. Pas de microbes sur les coupes.

Bile. Prélevée 50 minutes après la mort; ne contient pas de microbes dans les préparations.

Les cultures sont restées stériles.

RÉSUMÉ. — *Asystolie. Foie cardiaque. Bile stérile.*

OBSERVATION XXXI. (HANOT ET LÉTIENNE. *Loc. cit.*)

OBS. CLINIQUE (résumée). — D..., garçon de café, âgé de 27 ans, entre le 20 janvier 1891, à l'hôpital St-Antoine, service de M. Hanot, salle Magendie, nº 28.

Antécédents héréditaires nuls. Accidents strumeux dans l'enfance. Sujet aux bronchites. En octobre 1889, bronchite plus tenace, sueurs nocturnes, affaiblissement, anorexie. En janvier 1891, aux deux sommets lésions cavitaires. Douleurs abdominales, diarrhée. Mort le 10 mars.

AUTOPSIE. — Cavernes aux deux poumons. Quelques ganglions mésentériques très apparents, muqueuse de l'iléon boursouflée et rouge en certains points Pas d'ulcérations nettes. Le foie pèse 1821 gr. Il a l'aspect gras. Pas de granulations tuberculeuses.

EXAMEN HISTOLOGIQUE ET BACTÉRIOLOGIQUE. — *Foie.* Les espaces portes sont sclérosés, et de ces espaces partent des travées conjonctives assez déliées n'enserrant pas systématiquement les lobules, mais se répandant dans leur intérieur en suivant les fentes intralobulaires et formant ainsi une sorte de réticulum scléreux.

Les lobules sont parsemés de nodules graisseux très nombreux. Il n'est pas rare que tout un lobule soit converti en une masse de vésicules adipeuses.

Les veines centrales sont d'ordinaire entourées d'une zone scléreuse d'où irradient des prolongements fibreux beaucoup plus minces et ténus.

Les canalicules biliaires des espaces sont remplis de cellules desquamées. L'épithélium est plus trouble et grenu que normalement ; les cellules sont arrondies plutôt que cylindriques.

Les cellules hépatiques portent des granulations pigmentaires. Pas de nodules tuberculeux.

Pas de microbes sur les coupes. Vésicule normale.

Bile. — Prélevée une heure après la mort.

Pas de micro-organismes dans les préparations.

Cultures négatives, sauf un point douteux apparu sur l'un des tubes d'agar et qui examiné ne présenta pas de microbes, et réensemencé ne donna lieu à aucune culture.

RÉSUMÉ. — *Tuberculose pulmonaire. Sclérose hépatique biveineuse. Surcharge graisseuse. Bile stérile.*

Observation XXXII

Pas d'observation clinique suivie.

Homme de 67 ans, tailleur d'habits, entré en mars 1891, à l'hôpital Saint-Antoine, service de M. Hanot, salle Magendie, n° 8.

Albuminurie, hydrothorax, artério-sclérose ; troubles psychiques ; mort rapide.

Examen histologique et bactériologique. — *Foie.* Topographie normale ; simple congestion des capillaires. Surcharge pigmentaire surtout accusée au voisinage des espaces portes et formant souvent des traînées qui gagnent le centre du lobule.

Pas de microbes dans les coupes. Vésicule normale.

Bile. — Prélevée trente minutes après la mort ; ne contient pas d'albumine.

Pas de micro-organismes dans les préparations. Cultures négatives.

Résumé. — *Néphrite scléreuse. Surcharge pigmentaire hépatique. Bile stérile.*

Observation XXXIII. (Hanot et Létienne. *Loc. cit.*)

Homme de 25 ans, entré le 20 mars 1891, à l'hôpital St-Antoine, service de M. Hanot, salle Magendie, n° 23.

Il a des hémoptysies extrêmement abondantes. Mort le 23 mars.

Autopsie. — Cavernules et tubercules conglomérés. Le foie pèse 1,730 gr. Pas de tubercules appréciables. Pas d'ulcérations intestinales.

Examen histologique et bactériologique. — *Foie.* — Topographie normale. Pas de surcharge graisseuse. Granulations cristallines pigmentaires dans les cellules hépatiques. Pas de microbes sur les coupes.

Bile. — Prélevée 4 heures 15 après la mort.

Pas de micro-organismes dans la bile.

Cultures négatives.

Résumé. — *Tuberculose pulmonaire. Simple surcharge pigmentaire hepatique. Bile stérile.*

Observation XXXIV

Homme de 71 ans, entré le 21 mars 1891 à l'hôpital St-Antoine, service de M. Hanot, salle Magendie, n° 17.

Emphysème, artério-sclérose, mort subite.

Pas d'autopsie.

Bile prélevée 15 h. 30 après la mort.

Pas de micro-organismes dans les préparations.
Cultures stériles.

OBSERVATION XXXV. (HANOT et LÉTIENNE. *Loc. cit.*)

OBS. CLINIQUE (résumée). — Homme de 35 ans, entré le 21 janvier 1891, à l'hôpital Saint-Antoine, service de M. Hanot, salle Magendie, n° 13.

Antécédents héréditaires nuls. Antécédents personnels : Rougeole, ophthalmies à répétition, hydrargyrisme. En 1888, bronchite, amaigrissement, toux, essoufflement. En 1891, cachexie tuberculeuse très apparente. Infiltration des deux poumons. Tachycardie. Mort le 4 avril.

AUTOPSIE. — Tuberculose pleurale. Cavernules aux deux sommets, granulations dans les deux poumons. Foie pèse 2200 gr. congestionné ; pas de tubercules appréciables.

EXAMEN HISTOLOGIQUE ET BACTÉRIOLOGIQUE. — *Foie.* Lésions asphyxiques du foie allant jusqu'à la dislocation des travées sous le flux congestif.

Surcharge graisseuse très discrète. Pas de nodules tuberculeux ou autres. Pas de microbes sur les coupes. Vésicule normale.

Bile. — Prélevée 38 heures après la mort. Pas de micro-organismes visibles sur les lames. Toutes les cultures sont restées négatives.

RÉSUMÉ. — *Tuberculose pulmonaire. Congestion extrême du foie. Bile stérile.*

OBSERVATION XXXVI

OBS. CLINIQUE (résumée). — Joseph M..., toupilleur, âgé de 58 ans, entre le 24 mars 1891 à l'hôpital St-Antoine, service de M. Hanot, salle Magendie, n° 9.

Pas d'antécédents héréditaires : parents morts très âgés.

Antécédents personnels : fièvre typhoïde à 18 ans.

Il y a 3 semaines, à la suite d'un refroidissement, oppression, toux, expectoration pituiteuse. Puis œdème malléolaire, qui en dix jours gagna toute la partie inférieure du corps. A son entrée, cyanose de la face, légère ascite, œdème scrotal. Fonctions digestives normales. Le foie déborde les fausses côtes de 3 centim. 1/2. Sa limite supérieure répond à la sixième côte. La palpation en est douloureuse.

Dyspnée, toux, expectoration sanguinolente. Râles sibilants, et râles sous-crépitants fins aux deux bases. Pas d'arythmie cardiaque. Souffle systolique à la pointe. A l'orifice aortique, souffle systolique très râpeux se prolongeant vers les vaisseaux du cou ; le 2e bruit est aboli. Léger souffle xiphoïdien systolique. Pouls régulier, tendu à droite, très petit à gauche. 84 pulsations. Urines rares foncées, légèrement albumineuses.

26 mars. Malgré l'emploi de la digitaline, dyspnée, dysurie.

Les jours suivants, état stationnaire. Expectoration sanguinolente.

2 avril. L'œdème augmente. Urines, 550 c. c.

Le 4. Mort.

Autopsie. — Les parois ventriculaires cardiaques sont épaissies. Les valvules aortique et mitrale se montrent insuffisantes à l'épreuve de l'eau. Les valves aortiques sont encombrées de saillies irrégulières et dures; le bord libre de la mitrale porte deux végétations arrondies blanc jaunâtre du volume d'un pois, et une autre plus petite. Circonfér. aorte : 10 c.; circonf. orif. pulmonaire : 9 c.

Le foie pèse 1550 gr. Il présente l'aspect muscade type... Reins parsemés de petits kystes superficiels.

Les poumons sont œdématiés, congestionnés aux bases. Il y a un foyer apoplectique sur la marge postéro-inférieure du poumon gauche,

Examen histologique et bactériologique. — *Foie.* — Pas de sclérose hépatique. Les canalicules biliaires ont perdu leur épithélium, dont les cellules sont tombées et désagrégées dans la lumière du vaisseau. Les espaces portes sont entourés d'une zone de travées hépatiques à cellules surchargées de granulations pigmentaires cristallines. Le centre du lobule est complètement modifié par la congestion extrême dont il a été le siège. Parmi les débris cellulaires mêlés aux globules rouges on retrouve des amas cristallins. Pas de dégénérescence graisseuse des cellules saines. Pas de microbes sur les coupes.

Vésicule normale.

Bile. — Prélevée 13 heures après la mort. Les préparations de bile brute ou colorée ne portent aucun microbe.

Toutes les cultures sont restées stériles.

Résumé. — *Insuffisance aorto-mitrale. Foie cardiaque. Bile stérile.*

Observation XXXVII

Homme de 50 ans, entré en avril 1891, à l'hôpital St-Antoine, service de M. Hanot, salle Magendie, n° 22.

Pas d'observation clinique suivie. Asystolie, mort.

Autopsie. — Les poumons sont à peine congestionnés. Ils pèsent, le droit 720 gr., le gauche 740 gr.

Le cœur présente à sa face antérieure une plaque de péricardite ancienne. Le ventricule gauche est hypertrophié. Ses parois ont 2 cent. 1/2 d'épaisseur. Les valvules aortiques semblent saines. Pas d'athérome sur l'aorte. Circonférence aortique, 8 cent. Les valves mitrales sont déchiquetées, épaissies, et portent des points durs et saillants, presque des concrétions. Le cœur droit est rempli de caillots fibrineux blanc jaunâfre. Le cœur pèse 500 gr, Le foie est dur à la coupe, d'aspect muscade. Il pèse 1,400 gr. Rate friable, 250 gr.

Les reins sont bosselés ; ils se décortiquent aisément. La couche corticale semble amincie. Rein droit, 170 gr. Rein gauche, 200 gr.

Tube digestif normal.

Examen histologique et bactériologique. — *Foie*. Sclérose très dense autour des espaces portes. Les bandes scléreuses se ramifient et diffusent dans tout le lobule, s'infiltrant entre les travées et rejoignant les veines sus-hépatiques. Cette cirrhose ne montre pas de formations néo-canaliculaires. Il existe des noyaux dans les espaces sclérosés, mais ceux-ci n'ont pas l'orientation canaliculaire.

En certains points, on voit des petites hémorrhagies diffuses avec distension des capillaires voisins et dislocation des trabécules hépatiques. La cellule hépatique est parfois surchargée de graisse, mais cela n'existe pas systématiquement pour chaque lobule. Pas de surcharge cristalline pigmentaire.

Sur les coupes de la vésicule, au sommet des villosités, on voit des vacuoles grosses et nombreuses (sur des vésicules normales, ces vacuoles existent assez souvent, mais non aussi apparentes que dans ce cas).

Bile. — Prélevée 55 minutes après la mort.

Préparations et cultures négatives.

Résumé. — *Asystolie. Insuffisance mitrale. Foie cardiaque. Cirrhose et foyers apoplectiques. Bile stérile.*

Observation XXXVIII. (Hanot et Létienne. *Loc. cit.*)

Obs. clinique (résumée). — L..., Théophile, matelassier, âgé de 48 ans, entre le 20 janvier 1891, à l'hôpital St-Antoine, service de M. Hanot, salle Magendie, nº 4.

Antécédents héréditaires non tuberculeux. Antécédents personnels : rachitisme. En décembre 1889, grippe. Depuis lors, affaiblissement graduel, allant jusqu'à l'impossibilité de marcher. En janvier 1891, lésions cavitaires du sommet droit, périhépatite tuberculeuse. Mort le 5 mai.

Autopsie. — Cavernules, tubercules crétacés, sclérose bronchique. Foie petit, pèse 980 gr. Adhérences de la face convexe du foie au diaphragme. Granulations tuberculeuses agminées et disséminées sur tout le péritoine et les replis mésentériques. Ulcérations intestinales.

Examen histologique et bactériologique. — *Foie*. Surcharge graisseuse très accusée et très régulièrement répartie à la périphérie des lobules. Tubercules miliaires assez nombreux. Sur les coupes pas de microbes autres que le bacille de Koch.

Bile. — Prélevée 7 heures après la mort.

Pas de bacilles tuberculeux ou autres dans les préparations. Cultures négatives.

Résumé. — *Tuberculose pulmonaire et péritonéale. Tuberculose hépatique confluente. Bile stérile.*

Observation XXXIX

Obs. clinique (résumée). — Adolphe L..., manœuvre, âgé de 46 ans, entre le 28 avril 1891, à l'hôpital St-Antoine, service de M. Hanot, salle Magendie, nº 17.

Maladie fébrile indéterminée à l'âge de 5 ans. Depuis un mois, toux nocturne et insomnie. Il y a 8 jours, anorexie, céphalalgie, point de côté, frisson pendant 2 heures. A son entrée, agitation, subdélire, température à 39°, expectoration sanguinolente.

Examen de la poitrine. — A droite, en avant : sonorité normale, inspiration très rude au sommet. En arrière, matité, diminution des vibrations thoraciques dans le tiers inférieur. L'expiration est couverte par un souffle tubaire en voyelle (é).

A gauche, en avant : sonorité normale, quelques râles ronflants. En arrière, légère submatité, exagération des vibrations thoraciques, souffle dont le timbre est un peu différent du souffle existant à droite, et qui semble être dû à la transmission de ce dernier.

Pouls : 114, régulier. Cœur normal. Urines très albumineuses.

Le 9 avril. Tempér. : 40°. Pouls : 108. Respir. : 44.

Le 30. Délire, agitation extrême. Mort.

Autopsie. — Poumon droit : pèse 1,610 gr., hépatisation rouge dans les deux lobes inférieurs ; début d'hépatisation grise dans les parties centrales. Les bronches sont remplies de moules fibrineux, ramifiés.

La plèvre droite est occupée par une sorte de matière épaisse gluante et jaunâtre.

Poumon gauche : pèse 600 gr., splénisé à sa base.

La plèvre gauche est normale.

Rate diffluente, pèse 200 gr. Cœur : 360 gr.

Reins : droit, 180 gr. ; gauche, 190 gr. Rien de notable.

La surface interne de l'estomac présente des arborisations vasculaires par endroits, et des suffusions sanguines.

Le duodénum est rempli d'un mucus jaune grisâtre. Sa muqueuse paraît érodée ; elle est parsemée de petites taches rouges et de très légères ulcérations. Ces exulcérations ne se continuent pas au delà de la 2e portion à 5 à 6 centim. de l'ampoule de Vater. Au niveau de celle-ci, la muqueuse est rosée. Le canal cholédoque perméable dans toute son étendue est coloré en jaune.

Foie : 2,630 gr. Il a une teinte brunâtre. Son tissu est si friable, qu'une pression modérée le rend diffluent. Les canaux biliaires intra-hépatiques sont teintés de jaune pâle.

EXAMEN HISTOLOGIQUE ET BACTÉRIOLOGIQUE. — *Foie*. Épaississement conjonctif marqué autour des espaces portes. Infiltration nucléaire irrégulièrement répartie dans ces espaces. Épithélium canaliculaire normal. Nodules leucocytaires assez nombreux dans les lobules. Surcharge graisseuse des cellules hépatiques surtout accusée à la périphérie lobulaire. La veine centrale seule est entourée d'une mince bande de cellules normales. Pas de surcharge granulo-pigmentaire. Pas de microbes nets sur les coupes. Vésicule normale.

Bile. — Prélevée 25 minutes après la mort.

Préparations et cultures négatives.

RÉSUMÉ. — *Pleuro-pneumonie. Cirrhose périlobulaire. Nodules leucocytaires. Bile stérile.*

OBSERVATION LX

Catherine S..., âgée de 38 ans, entre le 18 mai 1891, à l'hôpital St-Antoine, service de M. Hanot, salle Grisolle, n° 21.

La malade est amenée dans un coma, qui n'est interrompu que par des attaques éclamptiques et des vomissements pituiteux.

On n'a sur elle que les renseignements suivants : C'est une fille connue pour ses débauches. D'excellente santé habituelle, elle fut prise, il y a quelques jours, de maux de tête intenses, de vomissements, enfin de crises convulsives.

Les urines assez rares sont très riches en albumine. On institue le traitement de l'urémie convulsive.

Le surlendemain, sans être sortie du coma, elle meurt.

AUTOPSIE. — *Poumons* : Emphysème marginal et congestion aux bases.

Cœur. — Petit, pèse 220 gr. Aucune lésion valvulaire. Sur l'aorte, quelques petites striés jaunâtres.

Circonf. aorte : 5 cent. 5. Circonf. artère pulmonaire : 7 cent. 5.

Reins : droit : 160 gr. ; gauche : 165 gr. Ils sont rouges, congestionnés, très aisément décorticables. Pas de lésions apparentes.

Rate : 270 gr. *Pancréas* sain. *Tube digestif* normal. *Utérus* et annexes indemnes.

Foie. — Très volumineux, il déborde les fausses côtes ; il pèse 1,800 gr. Sa forme est particulière. Le lobe droit très considérable est allongé dans le sens vertical ; le lobe gauche est petit, comme ratatiné. A l'extrémité gauche et supérieure de ce lobe est une masse néoplasique occupant toute l'épaisseur du parenchyme et mesurant 10 cent. de longueur, 5 centim. de largeur, 4 centim. 5 de hauteur. Elle est mamelonnée, d'une couleur blanc jaunâtre, un peu rosée. Le lobe droit présente deux grandes fissures qui aboutissent supérieurement à une sorte de cicatrice formée par la rétraction du tissu au niveau d'une masse néoplasique analogue à la précédente, mais beaucoup moins volumineuse.

La surface du foie, hormis ces particularités, est lisse. Sa coupe est finement grenue. En certains points, quelques granulations miliaires jaunâtres.

La tumeur est dure à la coupe. Elle est constituée par des masses résistantes, blanches, analogues à du carcinome. Elle est entourée de bandes compactes d'un tissu fibreux opalescent. Le raclage ne donne pas de suc cancéreux. Dans l'épaisseur du foie existe un petit nodule analogue.

Cerveau. — Les méninges n'offrent à noter qu'une vascularisation assez intense de la dure-mère.

Sur la partie antéro-latérale externe du lobe frontal droit est une masse rosée de consistance mollasse, ressemblant au premier abord à un œdème gélatineux superficiel. La décortication de ce lobe est aisée, mais au niveau des masses molles, les méninges étant enlevées, on voit, au lieu des circonvolutions normales, des mamelons peu surélevés et non séparés par des scissures profondes. Le tissu est là d'une coloration franchement rosée différente de la teinte grise des circonvolutions cérébrales.

La masse néoplasique prend toute la pointe du lobe frontal droit. Elle est bornée en bas par la face convexe de l'extrémité antérieure de la 3e frontale qu'elle ne paraît pas intéresser. L'extrémité antérieure de la 2e frontale se perd dans le tissu néoplasique. La 1re frontale est envahie jusqu'à 2 travers de doigt de sa réunion avec la frontale ascendante. Enfin du côté interne, la frontale interne, par son extrémité antérieure, se confond avec la tumeur. Par leurs extrémités antérieures, toutes les circonvolutions frontales sont donc intimement unies et rendues indistinctes par la tumeur.

Sur une coupe, on voit que la couche corticale grise arrivant au niveau de la néoplasie, se continue à la périphérie de celle-ci avec une bande de tissu rosé très friable. Cette bande paraît séparée du noyau central de la tumeur par un filet de tissu blanc qui paraît être le vestige des fibres du centre ovale. Au niveau même de la tumeur, la substance blanche a disparu et a été remplacée par une masse molle et rosée.

Le volume total du néoplasme est celui d'un œuf de poule, dont la grosse extrémité est tournée en avant.

L'hémisphère gauche, le cervelet, la protubérance, le bulbe, la moelle semblent absolument sains.

EXAMEN HISTOLOGIQUE ET BACTÉRIOLOGIQUE. — *Cerveau.* La tumeur cérébrale est composée d'une infinité de petites cellules rondes pressées les unes contre les autres et prises dans des fibrilles qui forment une sorte de feutrage névroglique. Comparées à des préparations connues de gliome cérébral, les coupes de cette tumeur m'ont semblé identiques à ces dernières.

Foie. — Quant aux noyaux néoplasiques du foie, ils ne sont pas de même nature. Leurs coupes présentent les plus grandes analogies avec les gommes du foie.

Au niveau du parenchyme macroscopiquement sain, il existe quelques nodules paraissant formés de leucocytes agminés et mélangés à un petit nombre de cellules hépatiques désunies de leurs travées, isolées, mais nettement reconnaissables et non modifiées.

Bile. — Prélevée 25 minutes après la mort.

Elle ne contenait pas d'albumine, était franchement alcaline, et avait une densité assez forte : 1031.

Préparations et cultures négatives.

RÉSUMÉ. — *Attaques convulsives. Coma. Gliome cérébral. Gommes du foie (?) Bile stérile.*

OBSERVATION XLI

OBS. CLINIQUE (résumée). — Claude M..., porteur aux Halles, âgé de 57 ans, entre le 12 mai 1891, à l'hôpital St-Antoine, service de M. Hanot, salle Magendie, n° 3.

A 55 ans, pleurésie droite, A 57 ans, sciatique gauche. Il y a 8 jours, point de côté sous-mammaire intense, frissons, toux, insomnie. Aggravation continue, dyspnée.

A son entrée, toux fréquente, point de côté à gauche. Resp. : 40. Râles aux deux bases. Expectoration sanguinolente. Pas de bacilles de Koch. Pneumocoques Talamon-Fränkel. Temp. : 40°.

15 mai. Douleur dans le côté droit. Submatité à la base droite ; diminution considérable du murmure vésiculaire en arrière et à droite. Pas de souffle. Temp. soir : 40°,3.

Le 17. Subdélire. Langue sèche. Crachats bruns. Temp. soir : 38°,8.

Le 19. Délire. Cyanose. Dyspnée. Resp. : 44. Temp. soir : 39°,6. Râles ronflants dans le poumon droit. Râles sous-crépitants à la base.

Le 20. On perçoit à la base droite un souffle tubaire léger et des râles crépitants fins.

Temp. soir : 39°,7.

Le 21. Délire continu. Cyanose. Tremblement des membres. Tempér. matin, 39°,8 : Mort.

Pas d'autopsie (opposition).

Bile. — Prelevée 1 heure 10 après la mort.

Pas de pneumocoques ni autres micro-organismes dans les préparations de bile brute ou colorée.

Cultures négatives.

RÉSUMÉ. — *Pneumonie. Pas de complications hépatique cliniques. Bile stérile*

Observation XLII

Bile de fœtus (16 août 1891).

Fœtus masculin de 4 mois et demi environ.

La vésicule est remplie d'un liquide dont la quantité est évaluée à un centimètre cube.

Dix heures après l'extraction du fœtus, la bile est absolument limpide. Sa coloration est jaune clair, analogue à celle d'un bouillon pâle ou d'un vin blanc faiblement coloré.

Vue au microscope, elle ne contenait aucun élément épithélial, mais sur les lamelles se déposèrent au bout de quelques instants de petites conglomérations morphes, des écailles cristallines incolores, et des amas mûriformes rouge grenat, ces derniers beaucoup plus rares.

La réaction de la bile était neutre.

La vésicule biliaire était intimement unie au foie par sa face supérieure. Les coupes intéressant à la fois le foie et la vésicule montraient ces organes normaux. La couche villo-glandulaire munie d'un beau revêtement épithélial était très bien dessinée. Les cultures de cette bile sont restées stériles.

IMPRIMERIE LEMALE ET Cie, HAVRE

A LA MÊME LIBRAIRIE

IMPRIMERIE LEMALE ET Cie, HAVRE

www.ingramcontent.com/pod-product-compliance
Ingram Content Group UK Ltd.
Pitfield, Milton Keynes, MK11 3LW, UK
UKHW020151200726
13856UKWH00003B/949